DES
ANÉVRYSMES
CIRSOÏDES

PAR

Félix TERRIER

Prosecteur de la Faculté de Médecine

———

PARIS

LIBRAIRIE GERMER BAILLIÈRE

17, RUE DE L'ÉCOLE-DE-MÉDECINE, 17

1872

DES

ANÉVRYSMES

CIRSOÏDES

PARIS. — IMPRIMERIE DE E. MARTINET, RUE MIGNON, 2.

DES
ANÉVRYSMES
CIRSOÏDES

PAR

Félix TERRIER
Prosecteur de la Faculté de Médecine

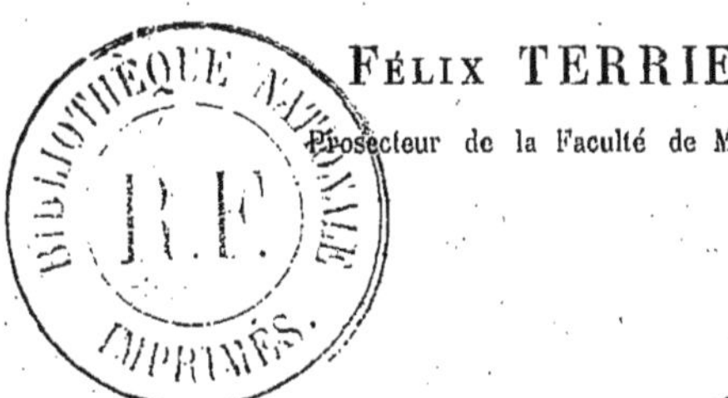

PARIS
LIBRAIRIE GERMER BAILLIÈRE
17, RUE DE L'ÉCOLE-DE-MÉDECINE, 17

1872

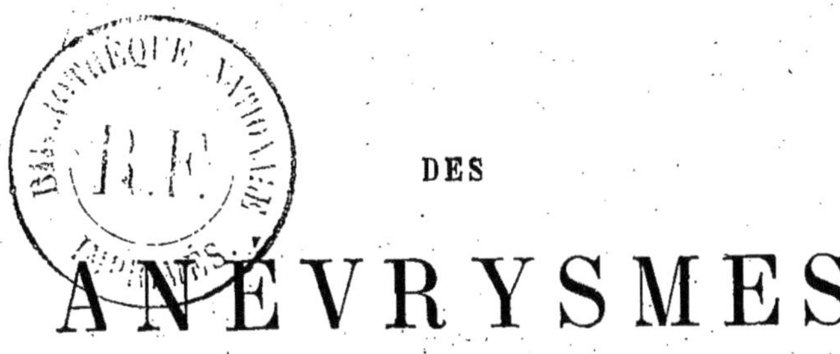

DES

ANÉVRYSMES

CIRSOÏDES

CHAPITRE PREMIER

DÉFINITION. — SYNONYMIE.

Le nom d'*anévrysme cirsoïde* a été donné par Breschet (1) à une maladie des artères, caractérisée par leur allongement, leur dilatation, l'amincissement de leurs parois.

C'étaient là de véritables *varices artérielles*, suivant l'heureuse expression de Dupuytren.

En effet, la dénomination de Breschet était mauvaise, et si l'affection qu'il a décrite peut être rattachée à une autre lésion du système vasculaire, ce n'est point aux anévrysmes, mais aux varices qu'il faut la comparer.

Mais il est très-rare que les flexuosités et la dilatation des artères soient limitées aux troncs de ces vaisseaux; le plus souvent, pour ne pas dire presque toujours, au moins dans le type clinique qui nous occupe, cette ectasie se prolonge au delà, atteint les branches et les artérioles, jusqu'aux gros capillaires, qu'un certain nombre d'histologistes ont désignés sous le nom de capillaires artériels.

Ces dilatations qui portent sur les artérioles ou ramuscules artériels, suivant l'expression du professeur Gosselin (2), forment

(1) *Mém. de l'Acad. de méd.*, 1833, t. III, p. 136.
(2) *Arch. de méd.*, déc. 1867.

des masses plus ou moins circonscrites, auxquelles on a donné des noms bien divers.

Ce sont ces masses que John Bell et surtout ses successeurs rattachaient à l'*anévrysme par anastomose*; Ch. Robin les a décrites anatomiquement sous le nom de *tumeurs cirsoïdes* (κιρσος, varice; ειδος, forme), dénomination acceptée en clinique par le professeur Gosselin.

Mais l'altération ne s'arrête pas toujours là, et au delà de ces ramuscules il n'est pas rare de constater l'existence de dilatations, de flexuosités formant de véritables granulations (grains de Porta) et caractéristiques de la tumeur érectile ou angiome.

Il est évident que nous n'avons pas à nous occuper ici des tumeurs érectiles; encore fallait-il les signaler pour montrer la gradation en quelque sorte insensible qui peut exister entre ces diverses altérations du système circulatoire.

C'est aussi indiquer, dès maintenant, combien il est difficile de séparer nettement la tumeur érectile, de ce que les chirurgiens français ont plus spécialement désigné sous le nom de tumeur cirsoïde. On s'explique donc pourquoi ces diverses altérations du système vasculaire ont reçu des noms fort divers, et il suffit de jeter un coup d'œil sur les observations publiées encore aujourd'hui, soit en France, soit à l'étranger, pour voir une même lésion désignée, selon les auteurs, sous les noms de *tumeur érectile pulsatile*, *télangiectasie*, *tumeur érectile artérielle*, *anévrysme par anastomose*, *anévrysmes des anastomoses*, *anévrysme cirsoïde*, *varice artérielle*, *tumeur cirsoïde*, etc.

Cette confusion est d'autant plus à regretter qu'elle a toujours obscurci l'étude de la question qui nous est échue et que dans quelques cas même elle a pu donner lieu à de grossières erreurs, lorsque, par exemple, on s'est servi des termes d'*anévrysme variqueux*, qui ont un sens différent bien déterminé, au moins en France.

En résumé, l'expression d'*anévrysme cirsoïde*, choisie par nos maîtres, comprend deux idées en rapport avec les deux mots qui la composent : 1° celle d'anévrysme dans le sens adopté par Breschet, c'est-à-dire regardé comme dilatation artérielle ; 2° celle de tumeur cirsoïde, se rapportant surtout à la disposition flexueuse, variqueuse des vaisseaux, disposition très-appréciable et formant une véritable tumeur signalée depuis Cruveilhier.

Aussi croyons-nous que sous le nom d'anévrysme cirsoïde on doit comprendre et les *varices artérielles* des troncs ou des branches, et les *tumeurs cirsoïdes artérielles* formées dans les mêmes dilatations variqueuses des rameaux et des ramuscules.

Ce qui constitue *cliniquement* l'anévrysme cirsoïde, c'est la réunion de ces deux lésions anatomiques : la tumeur pulsatile, dite cirsoïde, et la dilatation des artères afférentes.

Toutefois ces deux lésions peuvent beaucoup varier, l'une par rapport à l'autre ; c'est ainsi qu'aux membres, l'existence de la tumeur cirsoïde est parfois à peine appréciable, contestable même, alors que la dilatation vasculaire est énorme. Cette ectasie porte sur les veines comme sur les artères, d'où le nom spécial de *phlébartériectasie* qu'on lui a donné en Allemagne (O. Weber).

Dans ces derniers temps, les Allemands, et en particulier Virchow, se sont servis d'un mot assez heureux pour caractériser l'anévrysme cirsoïde ; c'est celui d'*anévrysme rameux, d'angiome rameux.* Comme sous le nom d'angiome ils comprennent les tumeurs formées par les dilatations vasculaires en général, ils ont donné le nom d'*angioma arterialis racemosum* à cette ectasie spéciale d'un *département* artériel; ectasie allant jusqu'aux ramifications vasculaires capillaires et se présentant avec les caractères d'une tumeur plus ou moins bien circonscrite (Heine).

Quant aux faits de *dilatation* avec *flexuosités* des troncs vasculaires, indépendants de toute ectasie de leurs rameaux, ils sont rares, et résultent le plus souvent d'altérations séniles des artères, avec allongement et hypertrophie de leurs parois (1); nous verrons qu'ils prennent une certaine importance au point de vue du diagnostic (2).

(1) Houel, *Man. d'anat. path.*, 1862, p. 507, et Cruveilhier, *Anat. path.*, 1852, t. II, p. 731.

(2) Broca, *Anévrysmes*, 1856, p. 82.

CHAPITRE II

D'après les auteurs classiques, le premier cas d'anévrysme cirsoïde qu'on rencontre bien décrit appartiendrait à Vidus Vidius, médecin de François Ier. Gabriel Fallope, qui d'abord voulait opérer le malade, fut effrayé par l'étendue de la tumeur et par l'hémorrhagie qui devait fatalement suivre sa section; le malade, abandonné à lui-même, vécut encore assez longtemps (1).

Deux autres faits de varices artérielles auraient été observés et traités avec succès, l'un par Foubert (2), l'autre par M. A. Petit (3). Les observations sont d'ailleurs contestables, et il faut arriver jusqu'à Pelletan (4) pour trouver des faits plus probants. Dans sa Clinique chirurgicale, cet auteur rapporte, sous la dénomination d'*anévrysmes particuliers*, un certain nombre de faits, parmi lesquels deux doivent être regardés comme des varices artérielles avec tumeurs cirsoïdes ou érectiles artérielles; une de ces observations est même suivie d'autopsie.

Le *Traité des maladies des artères et des veines* de J. Hogdson (traduit de l'anglais par G. Breschet) (5) renferme un article

---

(1) Vidi Vidii *Florentini artis medicinalis*. Venetiis, 1611. — Freind, *Hist. de la médecine*, 1728.

(2) J. L. Petit, *OEuvr. chirurg.*, 1740, t. I, p. 248.

(3) *Collect. d'observ. cliniques*, publiées par Lusterbourg. Lyon, 1845.

(4) Tome II, p. 59 et 66. Paris, 1810.

(5) 2 vol. Paris, 1819. — *De l'anévrysme par anastomose, etc.*, t. II, page 289.

intéressant sur l'*anévrysme par anastomose*, autre dénomination
due à John Bell (1) et conservée religieusement en Angleterre.
En fait, il résulte de la lecture de l'article d'Hogdson, que sous
ce nom J. Bell comprenait les tumeurs érectiles, puisqu'il compare le tissu de ces productions morbides à celui de la verge,
du placenta ou de la rate. Toutefois la lésion peut n'être pas
limitée aux capillaires artériels ou veineux, puisque le chirurgien anglais rappelle, comme exemple de cette maladie, les faits
déjà cités de la Clinique de Pelletan, observations dans lesquelles
les dilatations des troncs artériels et veineux sont remarquables.

Mettant à profit les enseignements de J. L. Petit (2), Hogdson
conseille l'extirpation de la tumeur, en empiétant sur les parties
saines, ce qui permet de ne diviser que les principaux troncs qui
alimentent la production vasculaire. Dans le même traité (3), on
trouve aussi un chapitre sur *la dilatation contre nature des artères*,
chapitre qui se rapporte surtout à la dilatation des gros vaisseaux
du tronc, comme l'aorte thoracique et abdominale; nous n'avons
donc rien à en dire.

Peu après la traduction de Breschet, Dupuytren (4) lut un travail à l'*Académie des sciences* à propos d'un fait dans lequel il
avait observé la dilatation de quelques branches artérielles de la
tête. Il rappelait en même temps que, le premier, il avait proposé
la dénomination de *tumeur érectile*, pour caractériser les productions morbides résultant de la dilatation anormale des capillaires
(anévrysmes par anastomoses pour J. Bell), et, comme le remarque le professeur Gosselin, ce ne fut que plus tard qu'il décrivit,
sous le nom de *varices artérielles*, les dilatations vasculaires
dont il s'occupait alors.

Nous arrivons enfin au mémoire si intéressant de Breschet sur
les *anévrysmes* (5); c'est dans ce travail qu'on trouve décrit

(1) *Principles of Surgery*, vol. I, p. 456 et vol. III, p. 255.
(2) *OEuvr. chirurg.*, 1740, t. I, p. 245.
(3) *Loc. cit.*, t. I, p. 52.
(4) 6 juin 1825. — *Répert. gén. d'anat. et de phys. path.*, t. VI, p. 231.
(5) *Mém. de l'Acad. de méd.*, 1833, t. III, p. 101.

pour la première fois l'*anévrysme cirsoïde* (anévrysma cirsoïdeum, *varice artérielle* de Dupuytren), et l'*anévrysme cylindroïde* (dilatation artérielle des auteurs modernes). Comme on l'a répété depuis Scarpa (1), la dilatation des artères ne suffit pas pour faire adopter la dénomination d'anévrysme. Les idées de Fernel (2) sur ce sujet sont bien loin, et nous ne voulons pas discuter ici s'il y a oui ou non altération et rupture des tuniques artérielles dans les anévrysmes, altération qui serait un véritable *criterium* pour séparer tout ce qui se rapporte à la dilatation variqueuse des artères de ce qui doit être considéré comme appartenant aux anévrysmes véritables (3).

Ainsi que le fait remarquer le professeur Broca (4) : « Toutes ces confusions viennent de ce qu'on a voulu caractériser les tumeurs anévrysmales par leurs symptômes et non par leurs lésions. On s'est laissé dominer par cette idée, que toutes les tumeurs qui sont agitées de pulsations intérieures isochrones à celles du pouls, devaient constituer un groupe unique et recevoir le même nom. »

Mettant donc de côté la dénomination vicieuse adoptée par Breschet, nous trouvons dans son Mémoire une description fort exacte des phénomènes qui caractérisent les anévrysmes cirsoïdes ou varices artérielles. L'anatomie pathologique y est elle-même bien faite, grâce aux autopsies pratiquées avec soin. Sa description clinique et anatomo-pathologique résulte de l'analyse de cinq observations, dont deux sont empruntées, l'une à J. Cloquet (5), l'autre à Dupuytren (6) ; de ces cinq observations, trois, dont deux concluantes, seulement ont pu être étudiées sur le vivant ; les deux autres ont été trouvées sur le cadavre.

(1) *Sull aneurysma*, etc. Pavia, 1804.

(2) Dezeimeris, *Dict.* en 30 vol., t. III, p. 94 et suiv. (*Histoir. des anévrysmes*).

(3) P. H. Bérard, *Dict.* en 30 vol., 1835, t. IV, p. 113.

(4) *Des anévrysmes*, p. 3. Paris, 1856.

(5) *Plan et méthode qu'il convient de suivre dans l'enseignement de cette science. —Path. chirurg. —* p. 90. Paris, 1831.

(6) Cette observation est celle d'un anévrysme poplité avec dilatation des artères voisines.

A ces cinq faits Breschet ajoute l'observation célèbre à propos de laquelle Dupuytren fit une communication à l'Académie des sciences; elle avait été déjà rapportée en note dans la traduction d'Hogdson (1).

Il s'agit d'un malade atteint d'une tumeur érectile de l'oreille avec dilatation des artères afférentes. Cet homme, traité d'abord à l'hôpital de Sens (28 juillet 1817), par la ligature des artères temporale et auriculaire, puis par celle de l'occipitale, dut venir à Paris et entrer dans le service de Dupuytren (3 avril 1848), qui lui fit la ligature de la carotide primitive. Il y eut une sorte d'amélioration dans son état, mais des hémorrhagies se firent encore de temps à autre, si bien que, longtemps après (novembre 1857), Robert dut lui faire la ligature de la carotide primitive opposée (2). Le malade mourut d'accidents cérébraux peu après la seconde ligature carotidienne.

Au mémoire de Breschet sont annexées des planches représentant les diverses lésions pathologiques qu'il a rencontrées et qu'il a fait préparer avec grand soin. L'une de ces pièces anatomiques, injectée par Lenoir ou Bogros, se trouve au musée Dupuytren (n° 235); c'est celle qui est reproduite dans le *Traité classique* de Follin, et qui représente des varices artérielles de l'avant-bras et de la main (3). Mais, comme nous l'avons dit, le mémoire de Breschet a pour but la description générale des anévrysmes; et, sous le nom d'anévrysme vrai, c'est-à-dire par simple dilatation des artères, il décrit non-seulement l'anévrysme cirsoïde, mais encore les anévrysmes cylindroïde, sacciforme et fusiforme. Ces deux dernières variétés appartiennent

(1) *Loc. cit.*, t. II, p. 296. — Cette note de Breschet se rapporte à une ligature de la carotide, faite par Travers, pour un prétendu anévrysme par anastomose de l'orbite, dont les symptômes disparurent à la suite de l'opération.

(2) *Communication à la Société de chirurgie*, nov. 1857. — Dans un mémoire sur le *Traitement des tumeurs érectiles*, publié en 1834 (*Arch. de méd.*, t. VI, p. 1 et 195), Tarral croit que le malade de Dupuytren est mort après la ligature de la carotide; c'est une erreur.

(3) Tome II, p. 287.

bien, en effet, aux véritables anévrysmes, mais il n'en est pas de même de l'anévrysme cylindroïde, qui n'est autre qu'une *dilatation vasculaire simple sans flexuosités*. Pour Breschet, ce serait souvent un premier stade de la varice artérielle ou anévrysme cirsoïde, absolument comme la dilatation régulière des veines précède souvent l'apparition de leurs flexuosités; de plus, dans la dilatation cylindroïde simple, les parois artérielles seraient hypertrophiées, tandis qu'elles sont amincies dans la varice artérielle avec flexuosités (1). Il est juste d'ajouter que les idées formulées par Breschet sur cette variété de dilatation artérielle ne sont pas nettes, qu'il la confond avec l'anévrysme par anastomose, ou la tumeur érectile de Dupuytren, et qu'il admet son développement jusque dans les os (2). Les deux observations rapportées comme des exemples d'anévrysmes cylindroïdes sont : 1° une dilatation de l'aorte et du tronc brachio-céphalique avec anévrysme de la sous-clavière; 2° un goître anévrysmatique; il n'est pas besoin de faire remarquer leur peu de valeur démonstrative.

En 1838, A. Bérard lut à l'Académie de médecine (3) un rapport très-bien fait, à propos d'une observation d'anévrysme variqueux de la carotide externe due à Rufz. Ce fait est d'ailleurs contestable, puisque le rapporteur tend à y voir un cas de dilatation artérielle.

Dans sa thèse de concours pour la chaire de clinique chirurgicale (4), Chassaignac parle des *anévrysmes par dilatation variqueuse de la temporale et de ses branches;* il fait remarquer leur origine traumatique et la prédisposition que présentent les artères du crâne à cette lésion. Parmi les faits qu'il mentionne, nous voyons ceux de la clinique de Pelletan, un de Mac-Lanchlan (5),

---

(1) *Loc. cit.,* p. 126.

(2) *Observations et réflexions sur des tumeurs sanguines d'un caractère équivoque (Rép. d'anat.,* 1826, t. I).

(3) *Bull. de l'Acad. de méd.,* 1838-39, t. III, p. 278.

(4) *Des tumeurs de la voûte du crâne* (Thèse de concours, 1848).

(5) Chassaignac, *loc. cit. (Journ. de méd.* de Glascow, p. 142).

qui nécessita la ligature de la carotide primitive; enfin, une observation de Wardrop (1).

A propos du traitement, l'auteur repousse la compression, la ligature des branches afférentes, comme la temporale, et même celle de la carotide. « S'imaginer qu'on peut oblitérer la tempo-
» rale par la ligature de la carotide primitive, c'est presque ad-
» mettre qu'on pourrait aussi oblitérer l'artère du gros orteil
» par la ligature de la crurale au pli de l'aine. »

En 1849, Maisonneuve communique à la Société de chirurgie (2) l'observation d'une tumeur variqueuse artérielle de la surface du crâne, tumeur ayant déterminé de graves hémorrhagies, et pour laquelle il fit successivement la ligature de la carotide *externe*, celle de la carotide *primitive*, enfin celle de la carotide *interne !* La malade mourut d'accidents cérébraux, et l'autopsie put être faite.

Une discussion à laquelle prirent part Robert, Chassaignac, Debout, Giraldès, Michon et Lenoir, suivit la lecture de ce fait et la présentation des pièces. Tandis que Robert, encouragé par deux succès (1844, 1846), publiés plus tard, adopte la ligature au moins de la carotide primitive, Chassaignac, rappelant un fait de Mussey (3) et les conseils donnés à ce chirurgien par Johnson et Mayo, préconise l'extirpation de la tumeur, comme Chassaignac, Giraldès et Lenoir cherchent à différencier les varices artérielles des tumeurs érectiles; enfin, ce dernier chirurgien admet que plusieurs tumeurs peuvent se montrer à la région temporale, et, parmi elles : 1° des varices anévrysmales ou anévrysmes artérioso-veineux; 2° des varices artérielles du type décrit par M. Breschet; 3° des tumeurs érectiles artérielles, veineuses ou mixtes. Dans ce dernier cas seulement, il pencherait vers la ligature de la carotide, et s'appuie sur la statistique de Norris pour prouver son innocuité relative (140 cas, 48 morts). Lors de varice anévrysmale, les artères sont malades et ne doi-

---

(1) *Med.-chir. Review*, vol. VIII, p. 497, et *Ibid.*, *loc. cit.*, p. 116.

(2) *Bull. de la Soc. de chir.*, t. I, p. 400, 403, 407 et 417.

(3) *Amer. Journ. of. med. sc.*, feb. 1830.

vent pas être liées, de même s'il y a anévrysme artério-veineux (1).

Dans une séance suivante (2), Maisonneuve s'efforce de prouver la valeur de sa pratique et son efficacité; d'un autre côté, Robert plaide toujours en faveur de la ligature, et en rapporte un nouvel exemple dû à Pinel-Grandchamp (3). Cette observation est peu concluante; car, après avoir lié successivement les deux faciales, la temporale, la transverse de la face, la sous-orbitaire à droite, enfin, la carotide primitive, on n'obtint qu'une amélioration, durable il est vrai. Larrey, qui a assisté à l'opération de Pinel-Grandchamp, croit qu'il faut pratiquer l'extirpation de la tumeur si les altérations artérielles ne sont pas encore trop étendues; dans le cas contraire, il penche vers la ligature, et adopte, par conséquent, l'opinion de Robert. Il rapporte un fait intéressant de tumeur érectile énorme de la région temporale, tumeur observée par son père et par Dupuytren, et qui fut non pas guérie, mais entravée dans sa marche, grâce à la ligature de la carotide primitive pratiquée à Metz par Willaume.

Il faut arriver jusqu'en 1851 pour trouver de nouveaux travaux sur les varices anévrysmales; ils sont dus à Robert (4) et à F. M. Verneuil (5).

Dans un mémoire lu à l'Académie de médecine (le 11 mars 1851), Robert ne s'occupe absolument que des tumeurs du cuir chevelu; tout d'abord il essaye de se rendre compte de leur fréquence dans cette région et se livre à des recherches anatomiques qui d'ailleurs ne lui donnent que des résultats négatifs. Il fait remarquer que ces productions morbides succèdent soit à des traumatismes (plaies contuses), soit à des tumeurs vasculaires congénitales; et il ajoute avec raison que, dans ce dernier cas, c'est surtout à l'époque de la puberté qu'elles s'accroissent et

(1) Il en cite un cas très-curieux, dû à Stromeyer.
(2) 7 nov. 1849.
(3) L'opération fut faite en 1848.
(4) *Considérations pratiques sur les varices artérielles du cuir chevelu.* — *Bull. de l'Acad. de méd.* (11 mars 1851), t. XVI, p. 584, 1850-51, et *Gaz. des hôpit.*, 1851, p. 121.
(5) *Essai sur l'anévrysme cirsoïde ou varices artérielles du cuir chevelu.* Thèse de Montpellier, n° 44, 1851.

donnent lieu à des phénomènes anormaux, qui jusqu'alors n'avaient pas appelé l'attention des malades. Enfin, il insiste sur la solidarité qui semble établie entre les diverses artères des téguments du crâne, solidarité qui se traduit par un envahissement successif d'un pronostic toujours très-grave, surtout lorsque la marche de l'affection présente une certaine rapidité, ce qui est loin d'être rare.

Robert expose avec soin les symptômes, la marche et les terminaisons de cette singulière maladie, et insiste sur son diagnostic différentiel avec l'anévrysme artérioso-veineux, anévrysme dont le développement est au moins possible, lorsqu'il s'agit d'un traumatisme, mais qui, nous le croyons, a dû être souvent admis d'une façon toute théorique.

La partie importante du travail de Robert est celle qui regarde le traitement ; jusqu'ici, dit-il, la cure de ces lésions n'a pas été obtenue, du moins par les procédés opératoires ordinaires ; aussi conseille-t-il un moyen radical : la ligature de la carotide primitive du côté malade. C'est pour lui la seule opération rationnelle : elle arrête les hémorrhagies, permet la cicatrisation des ulcères, et peut suspendre indéfiniment la marche de la maladie. Cette dernière conclusion, il est vrai, est faite avec restriction ; c'est qu'en effet Robert avait suivi le malade de Dupuytren, dont nous avons déjà parlé, et qu'il n'avait constaté qu'une action palliative de la ligature ; aussi n'hésite-t-il pas à conseiller la ligature successive des deux carotides, lorsque l'affection récidive. C'est d'ailleurs à propos de deux opérations de cette nature qu'il fit sa communication à l'Académie (1) ; dans un cas, une ligature suffit ; dans l'autre, il dut lier les deux carotides à six mois d'intervalle ; la maladie fut arrêtée. Enfin, nous avons déjà dit qu'il dut réopérer le malade de Dupuytren en 1857.

L'opinion de Robert ne pouvait passer sans réclamations : faire la ligature de la carotide primitive est une opération très-grave ; aussi Bérard et Velpeau protestèrent-ils contre la manière de voir de Robert. De plus, cette opération faite, la guérison n'est ni certaine, ni complète ; enfin, ne peut-on espérer une

---

(1) Il en avait déjà parlé à la Société de chirurgie en 1849.

terminaison favorable, comme dans le fait si singulier rapporté par J. Cloquet, précisément à propos de la communication de Robert ; il est vrai qu'il s'agissait d'une lésion d'origine traumatique (1), et que la guérison spontanée des varices artérielles est des plus rares, si tant est qu'elle soit possible ? — Peu après la communication de Robert parut le deuxième volume du *Compendium de chirurgie*, volume qui contient un article sur la *dilatation des artères* (2) en général, et un second article sur les *varices artérielles de la région crânienne* (3).

Ce dernier chapitre résume parfaitement l'état de la science au moment où il a paru ; le traitement est longuement discuté, et la ligature de la carotide, proposée d'une façon générale par Robert, n'y est acceptée que comme un *moyen extrême*. Peut-être pourrait-on pratiquer la ligature de la carotide, puis faire sur la tumeur des incisions ou des cautérisations, de manière à la détruire ou à la modifier, comme on le conseille pour les tumeurs érectiles ; c'est là une simple vue théorique émise par Malgaigne dans sa *Revue médico-chirurgicale* (4), et reprise tout récemment par les Allemands.

Le travail inaugural de F. M. Verneuil est un très-bon exposé de la question. Le nom de varices artérielles ou d'anévrysmes cirsoïdes doit être appliqué, dit-il, à la *dilatation pathologique* des artères, dilatation qu'il faut absolument distinguer de celle qui est purement mécanique, et qui ne s'accompagne pas de lésion dans la texture des parois vasculaires. Aux faits déjà publiés de Breschet, de J. Cloquet, etc., l'auteur ajoute une observation excessivement intéressante du service de Clémot, suivie d'autopsie.

Le traitement de cette lésion est étudié avec assez de soin, surtout au point de vue des résultats fournis par la ligature de la carotide, ligature faite, soit d'un seul côté, soit des deux côtés.

(1) *Bull. de l'Acad. de méd.*, 1851, t. XVI, p. 590.
(2) Page 84 et suiv.
(3) Page 702.
(4) *Procédé nouveau pour traiter les varices artérielles*, 1851, t. IX, p. 237.

On n'avait jusqu'alors que peu de renseignements sur l'anato·
mie pathologique des anévrysmes cirsoïdes, lorsque parut le
deuxième volume du *Traité d'anatomie pathologique* de Cruveilhier (1), volume qui renferme des détails intéressants, et des
vues entièrement nouvelles sur l'anévrysme cirsoïde, décrit ici
sous le nom d'*anévrysme cylindroïde serpentin*. Comparant cette
lésion des artères aux varices proprement dites, Cruveilhier en
fait une étude anatomo.-pathologique des plus complètes, à
laquelle nous aurons souvent recours. Nous ajouterons qu'il
insiste beaucoup sur la séparation qu'on doit établir entre ces
dilatations serpentines pathologiques et celles qu'il nomme
physiologiques, ordinairement de nature sénile.

Dans son *Manuel de chirurgie pratique*, Burns (2) décrit surtout les anévrysmes cirsoïdes de la tête. Il donne quelques
détails sur les altérations des artères dans cette affection, altérations qui résulteraient d'un amincissement de leur tunique
moyenne : le vaisseau se dilate, devient tortueux, noueux ; la
lésion atteint toujours plusieurs rameaux artériels, gagne les
capillaires et les veines même. Mais des remarques plus intéressantes sont dues au professeur Robin, qui les a consignées dans
un *Mémoire sur l'anatomie des tumeurs érectiles*, mémoire lu à la
Société de biologie (3). Il distingue quatre espèces de tumeurs
sanguines susceptibles de devenir turgescentes, et parmi elles, en
première ligne, les *tumeurs* dites *cirsoïdes* formées par la dilatation des troncs artériels. Le professeur Robin, contrairement à
ce qu'affirment la plupart des auteurs déjà cités, admet que les
artères devenues plus flexueuses et plus volumineuses ont leurs
parois plus épaisses et parfois infiltrées de granulations graisseuses. Nous reviendrons sur ce point à l'anatomie pathologique
de ces tumeurs.

La première thèse publiée à Paris sur les anévrysmes cirsoïdes
est de A. M. Decès (4); c'est une œuvre consciencieuse, longue-

(1) Tome II, p. 731, 1852.
(2) *Handbuch der Prakt. chirurg.*, Bd. I, S. 159. Tubingen, 1853-54.
(3) *Gaz. méd.*, 1854, p. 328.
(4) *Des varices artérielles (anévrysmes cirsoïdes)*, etc. (Thèse de Paris,
1857).

TERRIER.   2

ment méditée, et qui contient beaucoup d'idées dignes d'être
développées. L'auteur a surtout envisagé la question au point
de vue des indications et du traitement des varices artérielles;
grâce à des recherches bibliographiques très-complètes, il a pu
réunir 35 cas de varices artérielles « assez bien caractérisées pour
servir à l'histoire de cette maladie ». Jusqu'à quel point, en effet,
peut-on distinguer les tumeurs érectiles, dites artérielles, des varices artérielles ? Ne peut-on admettre avec Cruveilhier que *toutes
les tumeurs érectiles sont de véritables varices artérielles* (1) ? L'auteur penche vers cette dernière opinion; c'est pour lui une
question de plus ou de moins, et il ne voit nulle différence entre
la tumeur érectile artérielle qui s'accroît et l'anévrysme cirsoïde;
dans ces deux cas, en effet, la chirurgie doit intervenir, ce qui
suffit pour les faire confondre cliniquement. L'auteur passe en
revue les divers moyens utilisés jusqu'alors contre les varices
artérielles, procédés qui sont au nombre de cinq : l'expectation,
la compression, la ligature des artères afférentes et émergentes,
la ligature du tronc ou de tous les troncs qui fournissent les
vaisseaux dilatés, enfin l'ablation. De tous ces moyens thérapeutiques le dernier seul donnerait des succès presque certains;
aussi le conseille-t-il avant tous les autres.

Pourquoi donc les résultats mauvais fournis par les autres
méthodes? C'est que l'on a voulu traiter ces tumeurs pulsatiles
comme les anévrysmes; or, les conditions de physiologie pathologique de ces dernières tumeurs sont absolument différentes de
celles des varices artérielles (2). De plus, l'anévrysme cirsoïde
a une marche spéciale, d'abord latente, puis augmentant peu
à peu; ce serait, d'après Decès, une lésion toute locale, qui s'accroît *en obéissant à une sorte de force centrifuge ;* l'auteur insiste
sur cette délimitation de la tumeur, alors que les artères voisines
peuvent bien être dilatées, mais n'offrent pas d'anastomoses multiples. Nous verrons que cette idée a été reprise avec détails par

(1) Il faut noter que la tumeur érectile est toujours veineuse pour Cruveilhier (*Traité d'anat. path.*, t. II, p. 744).

(2) Le traité du professeur Broca sur les anévrysmes venait de paraître. e
M. Decès sut en profiter.

le professeur Gosselin. Il faut donc agir sur cette tumeur même,
l'enlever ou la transformer, et les faits pathologiques démontrent que les artères secondairement dilatées ne tardent pas à
reprendre leur calibre normal. A l'appui de sa manière de voir
il cite des faits de guérison spontanée de varices artérielles de
la tête : l'un déjà relaté dû à J. Cloquet, et les deux autres
appartenant à son père (1).

On peut contester, il est vrai, la nature même des lésions rapportées dans ces observations, et nous verrons qu'en effet elles
ont été considérées à un tout autre point de vue; mais ce qu'il
n'est pas possible de nier, c'est le retour des vaisseaux à l'état
normal lors d'ablation des tumeurs, soit qu'on les ait enlevées
avec le caustique (Bonnet, de Lyon), soit qu'on les ait excisées
(Mussey, Symes, Warren, Kuhl, J. Miller).

D'accord en principe avec Decès, le professeur Verneuil (2)
conseille donc :

1° D'attaquer l'affection aussitôt que possible.

2° Si les moyens indirects sont insuffisants, on doit porter les
moyens coagulants ou destructeurs sur le tissu érectile lui-
même, sans s'occuper des vaisseaux serpentins périphériques.

3° Le perchlorure de fer, les caustiques coagulants (chlorure
de zinc) devront être utilisés tout d'abord ; et, en cas d'insuccès,
on peut avoir recours à la ligature en masse et à l'instrument
tranchant.

Comme on le voit, Verneuil insiste sur un nouveau mode de
traitement, l'emploi du perchlorure de fer ; c'est que le professeur Broca avait obtenu un beau succès par l'application directe
de cet agent à la surface d'une tumeur formée par des varices
artérielles du cuir chevelu ; l'épiderme avait été préalablement
enlevé à l'aide d'un vésicatoire (3). Parmi les tentatives faites

(1) Un quatrième fait est rapporté dans le *Journ. des conn. méd.-chirurg.*;
n° 10, 15 mai 1851 ; il est dû au docteur L. E. Chevalier.

(2) *Gaz. hebd.*, 1858, p. 101.

(3) *Bull. de la Soc. de chir.*, 5 sept. 1855, t. VI, p. 148; et *Traité des
anévrysmes*, p. 231.

d'après les vues de Decès, on peut citer : 1° Erichsen (1) cherchant à guérir un bronchocèle pulsatile par des injections de perchlorure de fer ; le résultat fut nul ou à peu près, et l'on dut faire la ligature de deux grosses artères situées à droite de la tumeur. C'était évidemment un cas anormal, qu'on ne pouvait comparer aux varices artérielles ordinaires ; 2° Prescott-Hewett (2), qui essaya avec insuccès de la cautérisation électrique ; et 3° une observation avec réflexions du docteur Philippeaux (de Lyon), qui obtint une guérison d'un anévrysme cirsoïde occupant le sommet de la tête par des applications caustiques de chlorure de zinc (3).

L'attention des chirurgiens français, attirée sur l'emploi des injections coagulantes, se traduit aussitôt par des discussions intéressantes à la Société de chirurgie, en 1857.

A propos d'une présentation de R. Marjolin (probablement un *nœvus lipomatodes* chez un petit enfant), Robert (4) rappelle l'histoire du fameux malade opéré par Dupuytren et qui, malgré la ligature d'une de ses carotides, faite en 1818, ligature suivie d'un état stationnaire, a encore des hémorrhagies depuis 1848. Les accidents sont même assez graves pour que Robert demande à la Société s'il faut recourir au perchlorure de fer, ou s'il faut lier l'autre carotide ; ce qu'il était d'ailleurs tenté de faire, vu son succès sur une jeune fille (5).

L'opinion de Robert fut partagée par Huguier et Guersant (6). Chassaignac, tout en admettant la possibilité de pratiquer la ligature, croit peu à son efficacité, si ce n'est pour agir plus énergiquement sur la tumeur elle-même.

Giraldès et Broca insistent sur l'emploi facile du perchlorure de fer, sur son innocuité ; enfin Verneuil, Voillemier, A. Richard

(1) *Gaz. hebd.*, 1858, p. 101.
(2) *The Lancet*, vol. II, nov. 1857, p. 496.
(3) *Remarques sur le trait. des anévrysmes cirsoïdes, analyse* (*Gaz. hebd.*, 1858, t. V, p. 332).
(4) *Bull. Soc. chir.*, séance du 7 oct. 1857.
(5) Fait déjà cité.
(6) Séance du 14 oct. 1857.

inclinent en faveur des caustiques coagulants , c'est-à-dire préconisent le chlorure de zinc. Malgré les avis émis dans cette discussion, Robert fit la ligature de la seconde carotide (côté gauche). D'abord l'état du malade parut assez bon, mais il ne tarda pas à succomber à des accidents cérébraux, accidents qui sont un des plus grands dangers des ligatures de la carotide primitive (1).

Dans une autre séance (2) Broca présenta à la Société un malade guéri d'un anévrysme cirsoïde de l'artère temporale par une seule injection de perchlorure de fer ; il insista sur les précautions à prendre pour bien pénétrer dans un vaisseau, et, afin d'éviter le déplacement du caillot, il proposa la compression prolongée des troncs afférents après l'opération. Cette dernière manœuvre serait inutile d'après Giraldès, le caillot obtenu étant assez résistant au bout de quelques minutes.

En 1860, nous devons mentionner un très-intéressant article de Pemberton (3) sur le traitement des *anévrysmes par anastomoses par l'excision*; nous y reviendrons à propos de la thérapeutique.

Dans le traité de Pitha et Billroth (4), O. Weber d'Heidelberg réunit dans un même chapitre :

1° L'*anévrysme par anastomose* de John Bell qui, comme il le fait remarquer, ne peut guère se différencier de la tumeur érectile ;

2° L'*anévrysme cirsoïde* de Breschet et J. Cloquet, véritable exagération du précédent, qui reçoit le nom d'anévrysme *rameux* (*racemosum*), lorsque beaucoup de branches artérielles sont prises ;

Enfin 3° la *phlébartériecctasie*. C'est à cette variété qu'Otto Weber rapporte un certain nombre de faits regardés comme des varices artérielles des membres, entre autres ceux de J. Cloquet,

(1) *Soc. de chir.*, séance du 30 déc. 1857.
(2) *Ibid.*, séance du 23 déc. 1857. Ce fait a été déjà cité plus haut.
(3) *The Lancet*, 26 mai 1860, p. 516.
(4) *Handb. der Allgem. u. Speciellen Chir.*, 1865, Bd. II, Ab. 2, S. 154.

Breschet, Wardrop, Russel, Laurie, Nélaton, Schottm et Krause (1).

Cette manière d'interpréter certaines variétés des ané-vrysmes cirsoïdes des membres méritait de fixer notre atten-tion, d'autant qu'elle paraît ignorée en France.

La même année, c'est-à-dire en 1865 (2), notre excellent et regretté ami Cocteau publia un mémoire très-intéressant sur les *Varices artérielles des membres (Anévr. cirsoïdes des membres).*

Rappelant les observations déjà citées de Dupuytren, de J. Clo-quet et de Breschet, observations auxquelles il faut ajouter celles de Joly (3), Letenneur (4) et Delore (5), Cocteau analyse deux faits qu'il a recueillis pendant son internat; ce qui porte à neuf le nombre des varices artérielles constatées sur les membres (6).

Qu'offrent de particulier ces divers cas? Telle est la question qu'il s'efforce de résoudre et qui présente un intérêt capital. Si, en effet, la plupart des tumeurs cirsoïdes dérivent d'une tumeur tout d'abord érectile et si elles constituent une affection primi-tivement locale, comme l'admettent Decès, Verneuil, etc., le fait n'est pas démontré pour les varices artérielles des membres; et, sauf les cas de Delore, l'existence primitive d'une tumeur érectile serait encore à prouver, d'après Cocteau.

Toutefois les deux observations personnelles qu'il rapporte à l'appui de cette manière de voir sont loin d'être concluantes.

Dans la première, où il s'agit de *varices artérielles de la ra-diale, de la cubitale et des branches qu'elles fournissent à l'index et au médius,* l'affection paraît remonter à l'enfance. C'est peut-être donc une tumeur érectile compliquée plus tard de varices. L'examen anatomique de la main amputée n'éclaire pas beau-coup à cet égard.

(1) Ces deux derniers faits sont rapportés dans l'ouvrage, et une planche représente l'avant-bras du malade de Krause.

(2) *Archives gén. de méd.,* 1865, vol. II, p. 666.

(3) *Gaz. hebd.,* 20 nov. 1857.

(4) *Bull. Soc. chir.,* 1858-59, t. II, p. 352.

(5) *Gaz. hebd.,* 1863, p. 365.

(6) Il y en avait alors un plus grand nombre, d'après ce que nous avons pu recueillir.

La seconde observation paraît plus concluante : c'est un anévrysme cirsoïde de la jambe gauche (tibiale antérieure), congénital, mais sans *nævus*.

D'ailleurs, à ces divers cas, il faut ajouter ceux d'Otto Weber cités dans Pitha et Billroth (1), un fait de Gherini (2) communiqué à la Société de chirurgie par H. Larrey, un cas remarquable d'Adams (3) et un autre de Demarquay (4).

Les remarques d'Otto Weber et les observations citées ci-dessus modifient certainement les conclusions de Cocteau. Toutefois celles-ci méritent d'être prises en grande considération, surtout au point de vue des remarques anatomo-pathologiques portant sur les parois artérielles, sur la dilatation des veines et sur l'absence de toute coagulation dans les vaisseaux.

Ce fut la même année que parut le tome II du *Traité* de Follin (4). Dans le court chapitre qui a trait à notre sujet, l'auteur distingue la *dilatation simple* des artères, qui appartient aux anévrysmes, de la *dilatation serpentine*, *anévrysme cirsoïde* de Breschet, ou bien *varice artérielle* de Dupuytren, nom qu'il préfère d'ailleurs « comme exprimant mieux le caractère flexueux de cette singulière forme de la dilatation artérielle ». Follin, en effet, paraît surtout frappé des dilatations, de l'allongement, des flexuosités que présentent les artères malades. Il dit bien qu'en plusieurs points de leur trajet ces vaisseaux offrent des bosselures en forme d'ampoules, mais ceci se rapporte à des dilatations anévrysmatiques analogues aux dilatations ampullaires des veines variqueuses, et non aux tumeurs formées par des paquets de vaisseaux anastomosés et sur lesquelles Decès avait appelé l'attention.

L'étiologie, la symptomatologie sont brièvement rapportées ; quant au traitement, il diffère tout à fait de ce qu'on pourrait croire, connaissant l'état de la science à cette époque. En effet, il signale l'extirpation et les injections coagulantes sans s'y ar-

(1) *Loc. cit.*, p. 159.
(2) *Gaz. des hôpit.*, 1867, p. 303.
(3) *Med. Times and Gaz.*, 23 mai 1857.
(4) Tomé II, p. 285.

rêter; puis, toujours guidé par sa manière de voir sur les varices artérielles qui semblent constituer le fait prédominant, il en vient à conseiller la compression, la ligature des branches qui alimentent la tumeur, enfin la ligature des troncs comme l'a faite Robert. A cet égard, Follin indique même deux erreurs publiées dans le *Compendium* (1), et qui concernent les résultats obtenus par Dupuytren et Pinel-Grandchamp par la ligature de la carotide primitive, résultats assez bons et non mortels comme on l'a dit.

Cet article de Follin est d'autant plus singulier que dans le *Traité* de Nélaton (2), paru quelque temps auparavant, la thérapeutique de l'affection est exposée plus longuement et se ressent beaucoup des opinions de Decès et des faits publiés par Broca à propos de l'emploi du perchlorure de fer.

Jusqu'ici les dilatations variqueuses des artères et les tumeurs qu'elles forment vers leurs rameaux terminaux, tumeurs signalées par Decès, n'avaient pas été nettement distinguées, et il faut arriver au mémoire du professeur Gosselin (3) pour acquérir une notion exacte sur cette distinction si importante *en clinique*.

Entre les dilatations capillaires formant les tumeurs érectiles de Dupuytren et les ectasies des troncs artériels signalées par Breschet, il existe, comme l'a déjà dit Ch. Robin, une dilatation des artérioles ou ramuscules artériels. Ces dilatations forment des tumeurs circonscrites, les *tumeurs cirsoïdes*, qui peuvent coexister avec les tumeurs érectiles et les varices artérielles.

« J'appelle donc tumeurs cirsoïdes artérielles ces tumeurs
» sous-cutanées formées par la dilatation en amas ou en paquet
» des artères de dernier ordre (ramuscules ou artérioles) précé-
» dant les capillaires, tumeurs qui, sous le nom de tumeurs fon-
» gueuses, sanguines, artérielles, tumeurs érectiles artérielles,
» anévrysmes par anastomoses, varices artérielles, anévrysmes
» cirsoïdes, ont été confondues le plus souvent avec la dilata-

---

(1) *Comp. de chir.*, t. II, p. 87, et Tarral, déjà cité.

(2) Tome I, 2ᵉ édit., par A. Jamain.

(3) *Mémoire sur les tumeurs cirsoïdes artérielles* (*Archiv. gén. de méd.*, 1867, 6ᵉ sér., t. X, p. 644). Ce travail a été présenté à l'Académie des sciences le 7 oct. 1867.

» tion des capillaires (nævi) et avec celle des troncs et des bran-
» ches (1). »

Nous nous bornerons à cet aperçu du mémoire du professeur
Gosselin, car nous y reviendrons à chaque instant à propos des
divers chapitres de notre thèse; toutefois nous remarquerons dès
à présent que le chirurgien de la Charité, guidé surtout par la
clinique dans la rédaction de son travail, a peut-être été un peu
loin dans ses distinctions anatomiques entre la tumeur érectile,
la tumeur cirsoïde et la varice artérielle. Un fait considérable
ressort du mémoire du professeur Gosselin : c'est l'indication
d'agir sur les tumeurs cirsoïdes, non plus en les extirpant comme
le voulait Decès, mais en y provoquant la coagulation du sang
à l'aide d'injections de perchlorure de fer. Le professeur Broca,
Schuh, avons-nous déjà dit, ont utilisé ces injections; à ces observations on peut ajouter celle de Pitha, de Vienne (2), plus les
trois faits de tumeurs cirsoïdes qui suivent le travail du professeur Gosselin et qui ont pour siége la jambe, le front et la racine
du nez.

L'important mémoire que nous venons de citer servit beaucoup à l'un des élèves de Gosselin, pour rédiger sa thèse inaugu-
rale (3), qui fut même soutenue quelque temps avant l'apparition
du travail de Gosselin dans les *Archives de médecine*. Laburthe
rejette le nom d'anévrysme cirsoïde pour accepter ceux de tumeur cirsoïde et de varice artérielle. La communication des
artères et des veines dans la tumeur cirsoïde lui paraît possible
mais non prouvée. Le souffle n'est pas un bon signe diagnostique.
Les tumeurs cirsoïdes peuvent dériver des tumeurs érectiles
artérielles, et ces dernières n'ayant pas de battements, ce serait
là un signe pathognomonique.

Presque toujours les tumeurs cirsoïdes présentent autour
d'elles des varices artérielles, qui d'ailleurs ne nécessitent que
très-rarement l'intervention du chirurgien, celle-ci devant

(1) *Loc. cit.*, p. 643.
(2) *Gaz. des hôpit.*, 1867, p. 51.
(3) J. Laburthe, *Des varices artérielles et des tumeurs cirsoïdes, etc.* (Thèse
de Paris, 1867).

s'exercer sur les tumeurs. La méthode par excellence est celle des injections coagulantes ; si elle ne réussissait pas on aurait recours à la ligature ou à l'instrument tranchant.

Quelques autres conclusions de la thèse de Laburthe se rapportent aux prétendues tumeurs cirsoïdes de l'orbite, qu'il admet en s'appuyant sur la TRADITION (1) ; nous verrons plus loin ce qu'il faut en penser.

Dans son remarquable ouvrage sur les anévrysmes (2) Broca ne s'est occupé que d'une façon incidente des anévrysmes cirsoïdes ; mais son attention fut éveillée d'abord à propos de leur traitement, puis il put en observer un certain nombre ; aussi leur consacre-t-il quelques pages très-importantes dans son Traité des tumeurs, lorsqu'il vient à parler des complications des tumeurs érectiles (3). Deux questions y sont agitées : l'une se rapporte à l'étiologie, l'autre à la physiologie pathologique des anévrysmes cirsoïdes.

Pour Broca, en effet, l'état cirsoïde des artères est très-fréquemment la suite *naturelle*, non fatale, d'une tumeur érectile, surtout de la variété clinique dite artérielle, c'est-à-dire d'une tumeur *rouge*. Cette étiologie lui paraît vérifiée pour les anévrysmes cirsoïdes des membres, de la face et du tronc ; pour le crâne, le fait est plus difficile à constater, vu la présence des cheveux. Dans deux observations seulement, l'une de Porta (4), l'autre de Demarquay (5), il y avait une tumeur veineuse et des dilatations artérielles.

Est-ce à dire que l'anévrysme cirsoïde ne puisse être idiopathique et primitif? Broca ne le nie pas.

Mais quelle cause intervient pour produire ces dilatations artérielles qui ont été si remarquées par le chirurgien? Il fait intervenir ici une altération nutritive consécutive à l'altération fonctionnelle, et compare les phénomènes qui se produi-

(1) *Loc. cit.*, p. 18.
(2) *Des anévrysmes et de leur trait.*, 1 vol. Paris, 1856.
(3) 1869, t. II, 1re part., p. 187-198.
(4) Broca, *loc. cit.*, p. 191.
(5) *Bull. Soc. chir.*, 1re sér., t. III, p. 19. Séance du 14 juillet 1852.

sent du côté des artères, lors d'anévrysme artérioso-veineux, à ceux qui résultent de la présence d'une tumeur érectile.

Le phénomène primitif est la facilité plus grande de la circulation, d'où la diminution de tension et la non-utilité de la membrane moyenne ; aussi s'atrophie-t-elle et le vaisseau se dilate-t-il. Mais il y a encore là des inconnues et l'état général du sujet, une sorte de prédisposition aux ectasies artérielles, doit intervenir pour une certaine part dans le développement de l'affection. Ces mêmes idées générales furent développées à la Société de chirurgie à propos d'une présentation de malade (1).

En même temps que Broca publiait ces observations, paraissait en Allemagne un très-important travail d'Heine, d'Heidelberg (2). Pour cet auteur, l'*aneurysma cirsoïdes* constitue une affection déterminée, dont il donne une définition arrêtée, et qu'il préfère désigner avec Virchow (3) sous le nom d'*angioma arteriale racemosum*. C'est la dilatation d'une certaine partie d'un DÉPARTEMENT ARTÉRIEL allant jusqu'aux ramifications capillaires et se présentant avec le caractère d'une tumeur plus ou moins bien circonscrite.

Heine insiste sur l'analogie qui existe entre ces tumeurs artérielles et les tumeurs variqueuses (*angioma venosum racemosum*) de Virchow. Toutefois dans ces dernières, dit-il, la cause déterminante de la dilatation est mécanique (fait très-contestable, on le sait), tandis que dans l'*angioma arteriale* l'afflux sanguin joue un rôle secondaire.

L'angiome simple, l'angiome caverneux, qui ne sont autres

(1) *Bull. Soc. chir.*, 1869, 2ᵉ sér., t. X, p. 376.

(2) *Ueber Angioma arteriale racemosum (An. cirsoïdes) am Kopfe*, etc., in *Prag. Vierteljahrsch. für Prakt. Heilkunde*, 1869, Bd. 103, S. 1, et Bd. 104, S. 1.

(3) *Die Krankhaften Geschwülste*, 1867, Bd. III, S. 471. — La dilatation des artères, dit Virchow, a été désignée à tort par Bell sous le nom d'*anévrysme par anastomose*, etc. ; le véritable *aneurysma anastomoseon* est une dilatation du tronc et des branches ; il comprend donc la *varice artérielle* de Dupuytren, l'*anévrysme cirsoïde* de Breschet, la *dilatation serpentine* de Cruveilhier. Lorsque cette dilatation envahit les troncs et les collatérales, on a affaire à l'*aneurysma racemosum*. — Cet article très-intéressant de Virchow sera souvient cité dans le courant de cette thèse.

que des tumeurs érectiles (Broca), se rapprochent certainement
de l'angiome rameux, car le passage de l'un à l'autre est possible, et les cas *intermédiaires* ne sont pas rares. C'est admettre,
en somme, ce que disent la plupart des auteurs, et en particulier Broca, dans les pages déjà citées sur les tumeurs érectiles
compliquées. Quant à l'anévrysme artérioso-veineux, il est souvent difficile à reconnaître, au moins pendant la vie et surtout à
la tête. C'est, en effet, la seule région dont s'occupe le chirurgien
d'Heidelberg; il admet bien l'existence de ces anévrysmes sur
d'autres points du corps, mais il croit que, le plus souvent, ces
tumeurs cirsoïdes sont des anévrysmes artérioso-veineux résultant de traumatismes.

Il suffit de se rappeler ce que nous avons dit à propos du travail de Cocteau pour n'accepter cette opinion qu'avec beaucoup
de restrictions.

Le difficile était de choisir les observations, et d'éliminer tous
les faits se rapportant à des télangiectasies, à des anévrysmes
vrais ou autres; toutefois, il a pu réunir 60 cas de tumeurs cirsoïdes de la tête (sans y comprendre celles de l'orbite). Sur
ces 60 faits, 45 sont des angiomes rameux véritables; 15 sont
des cas douteux, et, parmi eux, on peut trouver 6 télangiectasies (tumeurs érectiles), 7 anévrysmes artérioso-veineux, anévrysmes vrais ou anévrysmes traumatiques circonscrits; enfin,
2 dilatations artérielles paralytiques.

Heine insiste beaucoup sur l'étiologie et la pathogénie de cette
lésion, sur sa fréquence dans le jeune âge et sur sa relation
probable avec la disposition des fentes branchiales, relation sur
laquelle Virchow a attiré l'attention en désignant un certain
nombre de ces angiomes sous le nom d'*angiomes fissuraux*.

L'anatomie pathologique, les symptômes et le diagnostic des
angiomes rameux sont longuement exposés; enfin, l'auteur insiste
surtout sur le traitement. Si la tumeur est assez étendue, il préconise l'excision après avoir préalablement diminué l'afflux du
sang en liant les branches afférentes ou le tronc principal; c'est,
on le voit, une réminiscence de ce qu'a dit Malgaigne, et c'est ce
que fit l'auteur dans le cas qui lui est personnel.

L'important travail de Heine, et surtout ses recherches étiologiques, ont été mises à profit par S. Duplay (1), dans son court article sur les varices artérielles du cuir chevelu.

Dans la deuxième édition de son *Traité de chirurgie* (2), Holmes décrit dans un même chapitre l'anévrysme cirsoïde et l'anévrysme par anastomoses.

L'anévrysme cirsoïde, dit-il, est une maladie qui consiste à la fois en une élongation et une dilatation d'une artère; c'est, on le voit, la définition de Breschet; toutefois, il ajoute que cette altération est rarement circonscrite, et qu'elle atteint souvent plusieurs troncs et leurs branches. De plus, et surtout au crâne, où elle est si fréquente, la lésion arrive jusqu'aux capillaires et même jusqu'aux veines terminales, et forme ce qu'il appelle un *anévrysme par anastomose,* nom si cher aux Anglais depuis J. Bell.

Rappelant les efforts de Gosselin pour différencier la varice artérielle de la tumeur cirsoïde et des tumeurs érectiles, il croit que ces trois formes d'ectasies sont trop fréquemment mélangées pour pouvoir porter un diagnostic exact et accepter cette classification.

Discutant l'étiologie, il ne fait nulle mention de Heine. Quant au diagnostic, il lui paraît facile, puisque la tumeur érectile (télangiectasie) n'est pas pulsatile, affirmation qu'il faudrait prouver, et que les recherches de Broca contestent au plus haut point (3).

Enfin, il insiste longuement sur le traitement, qui, *à priori,* lui semble tellement difficile, qu'il est tenté de préconiser l'expectation; c'est, en effet, un moyen facile à mettre à exécution.

Parmi les nombreuses observations d'anévrysme cirsoïde que nous avons pu recueillir, quelques-unes datent de ces dernières années et offrent un grand intérêt, en ce sens qu'elles ont été présentées à la Société de chirurgie :

En 1870, le professeur Verneuil (4) présenta un homme adulte

(1) Follin et S. Duplay, *Traité élémentaire de pathologie externe,* 1870.
(2) Holmes, *A system of Surgery,* 1870, 2ᵉ édit., vol. III, p. 533.
(3) *Traité des tumeurs,* t. II, p. 192.
(4) *Gaz. des hôpit.,* 6 avril 1870, p. 183.

offrant un double anévrysme cirsoïde des deux artères occipitales, qui ne formait pas de tumeur apparente à l'extérieur, mais qui donnait lieu à des douleurs névralgiques et à des battements. Il demanda l'avis de ses collègues sur l'intervention chirurgicale.

Tandis que Houel, Chassaignac, Giraldès se prononcèrent pour l'injection de perchlorure de fer ; Broca, Larrey et A. Guérin préférèrent l'expectation ; ce dernier chirurgien constatant des aspérités, une sorte d'aplatissement de la région occipitale, se demanda même si les vaisseaux intra-crâniens ne communiquaient pas avec l'anévrysme.

Enfin, l'année dernière (1), Panas présenta aussi à la Société de chirurgie une jeune femme que nous avons pu voir dans son service à l'hôpital Saint-Louis. Cette malade, âgée de vingt-deux ans, fit, il y a cinq ans, une chute sur la fesse droite ; il y eut une vaste ecchymose, et aujourd'hui on y constate tous les signes d'un anévrysme cirsoïde considérable avec battements appréciables à l'extérieur et par le toucher rectal. Sur le conseil de Broca, le chirurgien de Saint-Louis fit successivement quatre injections de perchlorure. Tout d'abord des noyaux indurés se formèrent, mais l'amélioration ne dura pas, et l'affection tendait à envahir la fesse gauche. Que faire dans un pareil cas ?

Tandis que Giraldès propose l'ablation avec ligature préalable de la base de la tumeur, Legouest conseille de nouveau l'injection de perchlorure en comprimant l'aorte ; en fait, on ne sut que résoudre, et Panas est resté aussi perplexe avant qu'après la consultation.

Ajoutons encore un fait inédit jusqu'ici, que nous avons pu observer à la Pitié, dans le service de L. Labbé ; c'était une tumeur cirsoïde de l'oreille gauche chez une femme d'une trentaine d'années.

Tel est l'historique de la question qui nous occupe ; il peut être résumé en quelques mots :

I. — Dans une première période, ce qui attire surtout l'atten-

____

(1) *Gaz. des hôpit.*, 1871, n° 91, séance du 5 juillet.

tion des chirurgiens, ce sont les *dilatations artérielles* (varices artérielles de Dupuytren), d'où la confusion que j'ai signalée dans les observations de Pelletan et Breschet, et comme la dilatation artérielle était alors synonyme d'anévrysme, on s'explique l'origine du nom d'*anévrysme cirsoïde*.

II. — Une seconde période ne commence guère qu'à partir de la thèse de Decès; celui-ci, en effet, ne se préoccupe que médiocrement des dilatations des troncs, pour insister sur les tumeurs pulsatiles des rameaux, tumeurs dont la guérison est si importante à obtenir. C'est cette idée première qui fut bien développée par le professeur Gosselin. A ce moment, et à l'inverse de ce qui avait lieu précédemment, les dilatations des troncs artériels n'attirent plus qu'accessoirement l'attention des chirurgiens, qui s'efforcent d'étudier avec soin la nature des tumeurs dites *cirsoïdes* par Robin.

III. — Enfin à une dernière période se rattachent : 1° Les recherches de Broca sur les tumeurs érectiles, recherches qui jettent un jour nouveau sur la physiologie pathologique de la question et sur la pathogénie des tumeurs cirsoïdes; 2° celles d'Otto Weber, de Virchow et, d'après lui, de Heine, développant d'ingénieux aperçus sur la nature de cette affection à laquelle ils consacrent un nom tout spécial et assez caractéristique, celui d'*angioma arteriale racemosum*.

Le lecteur pourra remarquer que dans l'exposé de l'histoire des anévrysmes cirsoïdes, j'ai omis de parler des tumeurs cirsoïdes de l'orbite; ce n'est certes pas par oubli, mais parce que je les crois fort rares, si tant est qu'elles existent (1).

Jusqu'à la thèse d'agrégation de Demarquay (2) on admettait sans conteste des anévrysmes et des tumeurs érectiles ou veineuses de l'orbite; toutefois cette classification ne tarda pas à

(1) F. Terrier, *Revue critique sur les tumeurs pulsatiles ou anévrysmoïdes de l'orbite* (*Arch. gén. de méd.*, 1871, vol. II, p. 174).
(2) Paris, 1853, p. 90.

être abandonnée par Demarquay lui-même (1), et il considéra les tumeurs érectiles artérielles comme n'étant autres que des anévrysmes diffus. Depuis lors, la nature de l'affection change singulièrement, selon les idées préconçues des chirurgiens qui relatent les observations, et un même fait est considéré tantôt comme un anévrysme diffus, tantôt comme une tumeur érectile, etc. Dans son *Traité des maladies des yeux* (2), Fano nie comme Demarquay l'existence des tumeurs érectiles de l'orbite, mais il croit que la plupart des anévrysmes diffus ne sont autres que des *varices artérielles ;* nous avons dit que cette opinion est partagée par Laburthe, qui en aurait observé un fait probant chez Desormeaux.

La question des tumeurs pulsatiles de l'orbite est encore venue se compliquer, lorsqu'on a constaté que des lésions extra-orbitaires retentissaient sur l'œil et ses annexes ; telles sont les observations de Nunneley (3), celles de De Lens et Henry sur l'anévrysme artérioso-veineux du sinus caverneux et de la carotide interne (4).

En résumé, comme je l'ai dit ailleurs, l'existence des varices artérielles intra-orbitaires est *possible, mais non prouvée anatomiquement ;* peut-être des angiomes simples nés des paupières pourraient-ils envahir l'orbite et donner naissance à de véritables varices artérielles. Quelques faits de J. R. Wood, V. Mott, H. Walton tendraient à le démontrer ; telle est aussi l'opinion de Gurlt (5) qui y ajoute un cas de Critchett (6).

Notons en terminant que pour Heine presque toutes ces lésions sont des anévrysmes vrais, et que De Lens les croit formées par des anévrysmes artérioso-veineux extra-orbitaires.

(1) *Traité des tumeurs de l'orbite.* Paris, 1860, p. 290.

(2) Paris, 1866, t. I, p. 166.

(3) Thèse de Dumée. Paris, 1870.

(4) Thèse de De Lens. Paris, 1870.

(5) *Arch. de Langenbeck,* 1859-60-61 et 62.

(6) Je ne connaissais pas l'opinion de Gurlt, lorsque je suis arrivé aux mêmes conclusions que lui, à propos des angiomes de l'orbite (*Revue critique* citée, page 184).

CHAPITRE III

Tous les chirurgiens insistent sur les difficultés qu'on éprouve à expliquer le mode de développement des anévrysmes cirsoïdes. Cependant on peut les rapporter à deux ordres de causes : ils succèdent à des traumatismes, ou ils se développent spontanément. Dans ce dernier cas, leur apparition est d'ordinaire précédée par l'existence d'une tumeur érectile, et, comme celle-ci n'est pas fatalement congénitale, ainsi qu'il résulte des recherches de Lebert, Porta et Broca (1), on conçoit que l'anévrysme cirsoïde qui lui succède ne doive pas être lui-même toujours rapporté à un vice originel. Cette remarque assez importante peut servir à expliquer l'apparition tardive de quelques anévrysmes cirsoïdes.

Le rôle joué par le traumatisme dans l'apparition de cette maladie nous semble indiscutable; c'est ainsi qu'on a invoqué des plaies, des plaies contuses, des contusions simples, comme cause primitive de cette lésion, et cela depuis les travaux de Robert, de Decès, de Burns, etc. Ce dernier fait aussi intervenir l'emploi, si fréquent jadis, des saignées de la temporale, toutefois il n'en rapporte pas d'exemples, et nous n'en avons trouvé nous-même qu'un cas dans les nombreuses observations que nous avons pu rassembler.

Voici quelques faits où l'origine traumatique paraît évidente :

OBSERVATION I. — Robert (2) cite le cas d'une jeune fille de dix-neuf ans, qui à huit ans reçut un coup de pierre sur le sommet

(1) *Tumeurs*, t. II, p. 208.
(2) *Mémoire cité*, p. 22.

de la tête. Il y eut une plaie et une hémorrhagie, la cicatrisation fut faite en quinze jours. Trois ans après, elle découvre en cet endroit une petite tumeur pulsatile, qui augmenta rapidement et devint le siége d'un bruit de souffle très-incommode pour la malade. Des hémorrhagies d'abord provoquées par le peigne, puis spontanées, forcèrent la malade à entrer à l'hôpital Beaujon le 26 novembre 1844. La tumeur qu'elle porte est molle, fluctuante, de 10 centimètres de diamètre, recouverte par les cheveux, sauf son milieu « qui est acuminé et présente une petite cicatrice ». Cette tumeur, qui offre tous les signes de l'anévrysme cirsoïde, fût d'abord traitée par la compression portant sur toute son étendue ; mais les accidents déterminèrent Robert à faire la ligature de la carotide primitive droite (21 avril 1845). Amélioration, mais non guérison, car la masse persiste, avec battements et souffle.

OBSERVATION II. — Dans la séance du 17 octobre 1849, Maisonneuve présenta une pièce anatomique relative à une tumeur variqueuse artérielle développée chez une femme d'une trentaine d'années, tumeur datant de deux mois et développée quinze jours après un traumatisme ; la malade s'était heurté violemment la région pariétale droite contre l'angle d'un meuble, dit Robert dans son mémoire. On fit successivement la ligature des carotides externe, primitive et interne ; la malade mourut d'accidents cérébraux.

OBSERVATION III. — Dans la Thèse de Decès, nous voyons encore que le malade dont il rapporte avec grand soin l'observation, pense que sa tumeur est le résultat d'un traumatisme.

Ce malade, âgé de vingt ans, dit avoir reçu à l'âge de six ans une pierre lancée par un camarade ; le projectile l'atteignit à la tempe gauche et y produisit une plaie. A douze ans, nouveau traumatisme agissant, il est vrai, à droite sur le sourcil ; c'est un mois après qu'apparaît une petite tumeur violacée, située au milieu du front, qui ne fit qu'augmenter et envahit une partie du cuir chevelu. Decès père débarrassa ce malade en pratiquant l'excision. Dans tous les cas, on peut dire qu'ici la relation établie entre le traumatisme et l'apparition de la tumeur est un peu forcée et peut être très-contestée.

Mais il n'y a pas que les tumeurs du cuir chevelu qui puissent naître sous cette influence traumatique ; cette cause a été invoquée aussi pour les anévrysmes cirsoïdes des membres.

OBSERVATION IV. — Demarquay (1) rapporte l'observation d'une tumeur cirsoïde du médius gauche, chez un enfant de treize ans ; l'affection succéda à une plaie contuse. « A l'âge de cinq ans, cet enfant qui, jusque-là n'avait rien présenté de particulier, reçut en jouant un coup de pierre sur le côté externe du médius gauche, au niveau de l'articulation de la deuxième avec la troisième phalange. Il s'écoula peu de sang par cette blessure, la plaie consécutive resta quatre jours à se cicatriser.... la partie contuse resta douloureuse.... » Quinze jours après, apparition d'une grosseur marchant rapidement ; puis, état stationnaire pendant longtemps, enfin battements, etc.

Un fait analogue de Krause est rapporté par O. Weber (2) ; la lésion succédait à une morsure. Une très-intéressante observation de Letenneur (de Nantes) mérite aussi d'être signalée, bien qu'ici l'origine congénitale de l'altération vasculaire me paraisse discutable ; toutefois le traumatisme a pu agir comme cause déterminante. Nous reviendrons plus loin sur ces deux derniers faits.

Par quel mécanisme le traumatisme peut-il produire la dilatation cirsoïde? C'est là un point obscur. Il faut distinguer deux cas ; la dilatation peut être en quelque sorte vraie, idiopathique, ou bien symptomatique. Je m'explique : un traumatisme intéresse les tissus contenant un certain nombre d'artérioles ou d'artères, celles-ci augmentent de volume, deviennent flexueuses, etc. ; c'est une tumeur cirsoïde véritable à laquelle on a affaire. D'autres fois, les choses ne se passent pas ainsi : une artère un peu volumineuse, l'auriculaire postérieure ou la temporale, est lesée,

(1) *Gaz. des hôpit.*, 1868, p. 117.
(2) Dans Pitha et Billroth.

il se fait un anévrysme faux ou même un anévrysme artérioso-
veineux ; l'artère se dilate, et l'on a encore là une dilatation cirsoïde, mais fausse, ou mieux symptomatique d'une autre lésion ;
certains cas cliniques témoignent de l'opportunité de cette
distinction. Récemment, dans une des séances de la Société de
chirurgie, Broca (1) a beaucoup insisté sur ces points de pathogénie et de diagnostic, et cela, à propos d'une malade qui
offrait précisément une tumeur cirsoïde d'aspect tel, qu'on aurait pu penser à un anévrysme artériel. Nous reviendrons sur ce
fait.

D'un autre côté, Virchow (2) pense que dans bien des cas de
dilatation cirsoïde d'origine traumatique, on ne peut affirmer la
non-existence à un moment donné d'une communication artério-
veineuse.

Mais nous avons affaire à une véritable tumeur cirsoïde avec
dilatations artérielles ; comment a-t-elle pu se produire et résulter du traumatisme ?

Les chirurgiens allemands, inspirés par Virchow et peu so-
bres d'hypothèses, font intervenir un processus irritatif, inflammatoire chronique « avec néoplasie diffuse du tissu conjonctif des
parois artérielles ; de là, la moindre résistance de ces dernières
(Billroth) » (3). Déjà en 1856 un Anglais (4), Cowfoot, avait admis,
comme lésion initiale, l'inflammation de la tunique externe des
artères, avec oblitérations des *vasa-vasorum* ; l'atrophie des parois vasculaires en était la conséquence.

Mais, comme le remarque Cruveilhier (5), pourquoi cette interruption de la circulation des parois ; faut-il faire intervenir une
lésion des nerfs nutritifs des artères ? Billroth parle bien d'une
paralysie des parois vasculaires par l'action de la cause vulnérante externe ; nous croyons que ce trouble fonctionnel ne sau-

(1) *Bull. Soc. de chir.*, 1869, 2e sér., t. X, p. 376.
(2) *Die Krankh. Geschw.*, 1867, Bd. III, S. 478-79.
(3) *Élém. de path. chir. gén.*, 1868, p. 646, trad. franç.
(4) *Assoc. med. Journ.*, Aug. 2, 1865. Laburthe a jugé convenable d'en
faire un auteur allemand.
(5) *Traité d'anat. pathol.*, t. II.

rait suffire pour expliquer l'hyperplasie et ses suites: l'allongement et les flexuosités des vaisseaux (O. Weber).

Néanmoins nous ne repoussons pas complétement la paralysie
vaso-motrice. Elle peut entrer en jeu au début de l'affection, ou
bien agir comme cause prédisposante.

On peut, en effet, noter dès à présent, que les anévrysmes cirsoïdes se montrent surtout dans des département artériels riches
en filets musculaires et partant bien fournis en nerfs vasculaires.

Enfin, d'après Heine, le développement serait le même pour les
angiomes rameux d'origine traumatique et pour les angiomes
rameux spontanés; seulement dans le dernier cas ce sont les
capillaires et les artérioles normales qui se modifient, tandis que
dans le premier cas ce sont les vaisseaux de nouvelle formation
de la cicatrice qui s'altèrent (1).

Le tissu de la cicatrice, d'abord très-vasculaire, donnerait naissance à l'ectasie et au développement des artérioles par un mécanisme analogue à celui qui agit lorsque l'anévrysme cirsoïde
suit naturellement une tumeur érectile. Déjà, du reste, Billroth
avait comparé ce processus pathologique à ce qui se passe dans la
cicatrisation des plaies, lors de la formation des vaisseaux des
bourgeons charnus, grâce au développement d'anses vasculaires
nouvelles.

Il faudrait, pour admettre ces vues toutes théoriques, que la
cicatrice fût constante à la suite du traumatisme; or, dans quelques cas, notamment celui de Broca cité plus haut, l'existence
de cette cicatrice est problématique.

Faut-il invoquer plutôt l'organisation, la vascularisation du
caillot (2) formé par l'épanchement sous-cutané? — Ce sont évidemment là des hypothèses impossibles à résoudre actuellement.

Le professeur Gosselin met en doute l'origine traumatique,
attribuée à quelques-unes de ces tumeurs; comme il le fait remarquer, cette origine n'est ordinairement pas constatée par le
chirurgien et l'on sait que les malades n'hésitent nullement à rap-

_____

(1) Il cite une observation de Wutzer (*Deutsch Klinik*; 1850, S. 173) à
l'appui de cette manière de voir.

(2) Fait admis par O. Weber et bien d'autres.

porter toute tumeur à une cause vulnérante ; la justesse de ces réflexions n'échappera à personne.

Dans un bien plus grand nombre de cas, les varices artérielles sont précédées par une tumeur érectile, un *nœvus*, resté souvent inaperçu pendant la première enfance.

Cette origine ne semble pas contestable à la plupart des chirurgiens et plus particulièrement à Broca et Heine.

« Je suis loin de nier, dit Broca, l'existence des varices artérielles comme lésion idiopathique et primitive, mais il est certain que cette affection est souvent, et je crois même pouvoir dire le plus souvent, consécutive à la présence d'une tumeur érectile artérielle. Cela résulte déjà des observations relatives aux varices artérielles des membres, de la face et du front. Cette étiologie paraît faire défaut, il est vrai, dans beaucoup de cas de varices artérielles du cuir chevelu, mais une tumeur cachée sous les cheveux peut échapper à l'attention des malades, jusqu'au jour où surviennent les battements et où l'affection revêt la marche des anévrysmes cirsoïdes (1). »

Toutefois le professeur Gosselin n'admet pas aussi facilement cette étiologie, et cependant, deux fois sur ses trois observations, « on a su positivement que la tumeur avait été précédée d'une tache de naissance ou *nœvus*. » Il y avait bien là, dit-il, une sorte de prédisposition à l'ectasie des vaisseaux, mais ce n'est pas prouvé *à priori*. Cette conclusion du professeur Gosselin paraît en opposition avec la plupart des faits observés ; elle est justifiée par la séparation que ce chirurgien veut établir cliniquement entre la tumeur cirsoïde et la tumeur érectile cutanée ou *nœvus*. Beaucoup d'autres auteurs, au contraire, admettent que ces deux lésions forment avec la dilatation variqueuse des troncs une série *naturelle*, mais non fatale. Pour Broca, en effet, la dilatation artérielle des troncs artériels afférents des tumeurs érectiles est une *complication* de ces tumeurs, et surtout de celles qu'on désigne en clinique sous le nom de tumeurs érectiles artérielles. C'est une grave complication, qui tiendrait, comme nous

____

(1) Broca, *loc. cit.*, p. 193.

le verrons plus loin (*Physiologie pathologique*), aux conditions spéciales de la circulation dans ces tumeurs : aussi beaucoup d'auteurs ont-ils cherché à en faire une espèce à part, sous le nom d'*anévrysme par anastomose*. Or, cette manière de voir n'est pas exacte. L'anévrysme par anastomose n'est, pour Broca, qu'une tumeur érectile altérée, non pas fatalement, mais *naturellement*, « par suite de l'exagération de conditions communes » à toutes les tumeurs érectiles, mais plus spéciales aux tumeurs » érectiles dites artérielles. »

D'ailleurs, il faut le reconnaître, le professeur Gosselin n'est pas aussi absolu qu'il le paraît d'abord, et, tout en admettant la naissance et l'existence isolée de la tumeur cirsoïde telle qu'il la définit, il ne nie pas qu'elle puisse succéder à un *nævus*, et coïncider avec des ectasies des gros troncs.

Quelques auteurs, entre autres Bruns, pensent que, dans un certain nombre de cas, c'est un traumatisme répété sur le *nævus* qui fait développer la tumeur ; par exemple, l'action périodique des dents du peigne sur la tumeur érectile du cuir chevelu. Pour le professeur Gosselin, un certain nombre de tumeurs cirsoïdes d'origine traumatique tiendraient, en effet, à des contusions, mais à des contusions agissant dans une région où existait déjà une dilatation artérielle sous-cutanée, ignorée d'ailleurs du blessé.

Diverses autres causes agiraient aussi avec une grande efficacité sur la transformation des angiomes en anévrysmes cirsoïdes ou sur le développement spontané de ces derniers ; ce sont : la puberté, la grossesse, des troubles de la menstruation, l'arrêt d'hémorrhagies habituelles (1), des affections du cœur, des émotions morales, etc.

Il est en effet curieux d'observer que le plus souvent les anévrysmes cirsoïdes ne se développent ou, pour mieux dire, n'appellent l'attention des malades et des chirurgiens que vers la puberté, ou même dans l'âge adulte. C'est de 18 à 30 ans (2) et plus tard aussi, dit le professeur Gosselin, que viennent consulter les malades ; la tumeur date déjà d'un certain nombre

(1) Observation de Heine sur un jeune homme, *loc. cit.*
(2) Bruns dit de 15 à 30 ans.

d'années ; aussi chez quelques-uns elle semble devoir s'être développée pendant la seconde enfance. La tumeur existait-elle depuis la naissance ? Était-elle restée à l'état stationnaire ? Au contraire est-elle apparue sans cause connue, à un moment donné ? Y a-t-il eu un traumatisme léger ? Questions qu'il est le plus souvent impossible de résoudre ; toutefois pour les chirurgiens qui regardent l'origine érectile comme la plus fréquente, on conçoit que les modifications que subit toute l'économie à l'époque pubère, puissent donner une sorte de coup de fouet au processus pathologique qui conduit naturellement de l'angiome à la tumeur cirsoïde.

Mais encore, dans ces cas, faut-il invoquer une certaine aptitude des vaisseaux à se dilater et à s'allonger ? Du reste, ici comme ailleurs, la cause prochaine nous échappe, suivant la remarque du professeur Gosselin. Pour expliquer cette prédisposition aux ectasies vasculaires, on n'a pas oublié la syphilis (Hogdson) et le scorbut (Scarpa, Corvisart) ; ce sont pour nous des causes banales. Il n'en est pas de même de l'alcoolisme (Richerand) dont l'influence sur les altérations du système artériel ne peut être niée aujourd'hui. Il est vrai que l'affection qui nous occupe arrive à un âge où les habitudes alcooliques sont exceptionnelles.

Nous avons dit que la grossesse, les efforts, facilitaient le développement de ces tumeurs, mais cette action paraît surtout efficace lorsque déjà la production morbide est en voie d'évolution. C'est ainsi que dans le fait de Panas, une grossesse fit très-notablement augmenter la tumeur de la fesse, et la malade avait tellement conscience de cette influence nuisible, qu'elle réclamait une opération afin de pouvoir se marier.

Dans un cas de Syme (1), la tumeur était apparue après un accouchement.

Quelquefois cette affection, qui débute par une tumeur ou tache congénitale, évolue bien plus rapidement ; ainsi on cite des anévrysmes cirsoïdes observés chez des enfants très-jeunes. Tels sont les cas de S. Cooper empruntés à Wardrop et de Berthe-

____

(1) *Edinb. med. Journ.*, 1828, n° XCVII.

rand (1) cité par le professeur Gosselin; une observation de Pitha (2); un fait de Gherini (3); un autre de Nélaton (4); ces derniers cas sont des exemples de tumeurs cirsoïdes des membres, tumeurs dont la nature est très-discutable, au moins d'après certains auteurs d'outre-Rhin, et se rapprocherait de la phlébartérie.

Ainsi un grand nombre de ces tumeurs obéissent à une loi générale; elles succèdent à un traumatisme, ou bien résultent de la complication naturelle d'un *nævus*. Il nous reste à parler maintenant de certains cas qui paraissent se développer *spontanément et avoir cependant une origine congénitale*. Sur quatorze cas de tumeurs cirsoïdes de la main rassemblés par Polaillon (5), auxquels on peut en ajouter deux autres (6), quatre fois la maladie avait été précédée de l'apparition d'une tache vasculaire, et trois fois elle était congénitale sans nævus. L'observation suivante de Gherini nous paraît un exemple bien net de cette affection :

OBSERVATION V. — Lue par H. Larrey à la Société de chirurgie (12 juin 1867).

Une fillette de neuf ans et demi naquit de parents sains ; au cinquième mois, on s'aperçoit que la main gauche est plus développée et plus chaude que l'autre main ; à deux ans, une tumeur parut au dos et à la paume de la main, avec dilatation des veines de cette main et de l'avant-bras.

L'affection traitée par le froid et les astringents persista. A sept ans, M. Gherini fut consulté. Je constate, dit-il, une température plus élevée, un volume plus considérable de la main malade, qui présentait deux tumeurs, une sur le dos, l'autre dans la paume, cette dernière plus petite. Toutes deux réductibles, et disparaissant par la compression des artères radiale, cubitale,

(1) *Gaz. des hôpit.*, 1860, p. 339.
(2) *Mouv. méd.*, 11 août 1867.
(3) *Gaz. des hôpit.*, 1867, p. 303.
(4) *Gaz. des hôpit.*, 1855, p. 349.
(5) *Dict. encyclop. des sc. nat.*, 1870, 2ᵉ sér., t. IV, p. 114.
(6) Michon cité par Broca (*Tumeurs*) et Miller cité par Laburthe (Thèse).

ou de la brachiale, pour reparaître aussitôt que cessait la compression. La pulsation était manifeste à l'œil, et, à l'auscultation, on entendait un bruit de souffle placentaire. Les veines de la main, de l'avant-bras et du bras étaient extrêmement dilatées, l'artère brachiale fort développée et flexueuse. Cependant la petite fille se portait toujours bien.

Par exclusion, on pouvait dire que ce n'était pas une angiectasie, ni un anévrysme variqueux, ni un anévrysme par anastomoses, ni une varice anévrysmatique ; mais, comme les signes s'approchaient plus de cette dernière, j'ai résolu de nommer cette maladie une *varice anévrysmatique congénitale.*

Je proposai de faire la ligature successive des artères radiale et ulnaire. La ligature de la radiale fut faite le 9 mars 1865 ; ensuite on a lié l'artère ulnaire (cubitale) le 26 octobre de la même année. Chaque opération a eu ses avantages, bien que la maladie conserve encore ses signes, mais très-peu sensibles.

Aujourd'hui, 30 mai 1867, la maladie est restée stationnaire ; la petite est belle, saine, et les parents satisfaits. Le système veineux reste dilaté comme auparavant.

On remarque deux petites artères, une au dos, l'autre à la paume de la main, lesquelles se sont développées après les opérations. Peut-être devra-t-on plus tard les lier aussi.

Des observations analogues ont été faites aux membres inférieurs et, parmi elles, on peut citer un cas très-intéressant de Fergusson (1), dans lequel la lésion succéda à un *nœvus*, et un autre plus intéressant encore, vu son origine congénitale ; en voici un résumé :

Observation VI. — Le fait est raconté par Adams (2) sous ce titre : *Cas unique (?) de dilatation de tous les vaisseaux sanguins du membre inférieur. Mort par hémorrhagie. Autopsie.* Homme de vingt-huit ans, bien portant. Toute la jambe et la cuisse droites

(1) *Med. Times and Gaz.*, 1851, 8 févr. et 16 août.
(2) *Med. Times*, 23 mai 1857.

présentent d'énormes dilatations veineuses; le membre est doublé de volume. L'affection est congénitale et, depuis quelques années, un ulcère de jambe a donné lieu à des hémorrhagies facilement arrêtées.

Une hémorrhagie apparaît sous l'influence d'efforts de défécation. M. Adams, voulant se rendre compte de son origine, lève l'appareil et un jet de sang s'élève à une certaine hauteur avec un bruit sifflant. Le sang arrêté par compression, on agite la question d'amputer le membre, ce qui est naturellement rejeté par le malade, pareil accident d'hémorrhagie lui étant déjà arrivé. Le lendemain, nouvelle hémorrhagie et le malade meurt.

L'*autopsie* montra une dilatation énorme des artères et surtout des veines du membre; cette altération diminuait vers la racine de la cuisse, où cependant l'artère iliaque était encore très-développée. L'ulcère avait pénétré le calcanéum, et cet os paraissait le siége d'un anévrysme variqueux (?) — Les artères étaient un peu malades (athérome), l'artère poplitée et l'iliaque externe offraient des dilatations anévrysmales.

Ce fait curieux peut être rapproché de celui qui a été publié par Cocteau dans son Mémoire sur les varices artérielles des membres. Dans ce cas, il s'agissait d'un anévrysme cirsoïde de l'artère tibiale antérieure, d'origine congénitale très-probable, et sans traces de *nœvus* primitif.

Le *siége* des anévrysmes cirsoïdes peut-il jeter quelque jour sur leur étiologie ou plutôt sur leur pathogénie?

D'une façon générale, ils sont de beaucoup plus fréquents dans les parties largement pourvues de vaisseaux artériels; c'est ainsi qu'on les signale surtout à la tête, aux mains, plus rarement aux membres inférieurs, aux pieds, ou enfin au tronc.

Dans le travail de Heine, sur les anévrysmes veineux de la tête (les prétendus anévrysmes cirsoïdes de l'orbite n'y sont pas compris), nous voyons que certaines régions du crâne et de la face ont des siéges de prédilection, particularité notée déjà depuis longtemps par les divers auteurs qui se sont occupés de cette question (Robert, Cruveilhier, Bruns, Otto Weber, etc.).

En relevant le siége des 60 cas d'angiomes rameux vrais et douteux rassemblés par Heine, nous trouvons par ordre de fréquence les régions suivantes :

Oreille et ses environs, 12 fois. — Région temporale, 12 fois. — Région frontale, 12 fois. — Moitié de la face, 7 fois. — Région pariétale, 6 fois. — Moitié de la tête, 4 fois. — Région occipitale, 4 fois. — La tête (sans désignation), 3 fois.

On peut donc s'adresser deux questions : Pourquoi ces tumeurs sont-elles si fréquentes à la tête, et pourquoi paraissent-elles occuper des lieux d'élection ?

Le siége de prédilection au cuir chevelu avait frappé Robert ; aussi s'est-il efforcé de rechercher « si, abstraction faite de la position superficielle des artères des téguments du crâne, de leurs rapports avec des plans osseux, de leur inclusion dans le derme du cuir chevelu et de l'intimité de leurs connexions avec lui, il existait dans ces artères des conditions de structure capables de les prédisposer à ce genre d'altération (1). »

Sollicités par Robert, Robin et Verneuil voulurent trouver dans la structure des parois des artères du crâne une raison quelconque de leur facile dilatation ; ils n'arrivent qu'à un résultat négatif. Aussi Robert, découragé, en arrive-t-il à invoquer la disposition et la richesse du réseau artériel épicrânien, etc., « *les raptus dont il est si fréquemment le siége dans les contentions d'esprit ou les émotions morales,* etc. » Il faut convenir que cet *etc.* vient un peu tard. Mais les conclusions négatives de Robin et de Verneuil, vraies pour l'époque (1851), pourraient être attaquées aujourd'hui, et précisément Gimbert (2), élève du laboratoire du professeur Robin, a montré que le système artériel offrait une structure variable selon les points où on l'examine, et que les artères de la tête présentaient une augmentation considérable des éléments musculaires de leur tunique moyenne.

Que sous l'influence d'un processus inflammatoire chronique (Virchow) ou d'une lésion vaso-motrice, la nutrition de cette tunique vienne à s'altérer et à se modifier, les vaisseaux se di-

(1) *Mémoire cité*, p. 4.
(2) Thèse de Paris, 1866.

lateront et pourront donner naissance à un anévrysme cirsoïde.
C'est là une hypothèse basée sur l'anatomie, et qui pourrait
expliquer la pathogénie des tumeurs survenant à la suite d'un
traumatisme. L'excitation produite par la blessure ne pourrait-
elle exercer sur les nerfs vasculaires une action paralysante
réflexe ?

Mais, avons-nous déjà dit, les anévrysmes cirsoïdes succèdent
très-fréquemment aux *nœvi materni* ; or, tous les cliniciens savent
combien les tumeurs érectiles cutanées sont fréquentes dans la
partie sus-diaphragmatique du corps, et surtout à la tête.

Heine, qui a recueilli ses observations à la clinique de Heidelberg, est arrivé aux résultats suivants, à propos du siége des
télangiectasies ou tumeurs érectiles : c'est qu'en douze ans
(1856 à 1868), sur 60 tumeurs érectiles, 51 siégeaient à la tête.
Pareille recherche entreprise par Otto Weber, à Bonn, lui avait
donné comme résultat 21 télangiectasies de la tête sur 26 (1).

Enfin sur les 151 cas de Porta, 107 ont été vus à la tête
(18 au crâne, 89 à la face) (2).

Il est évident que ces chiffres sont considérables relativement
aux faits connus d'anévrysmes cirsoïdes de la tête, comparés à
ceux de tout le corps ; cependant sur tous les cas que nous
avons pu recueillir (70 environ) nous n'en avons trouvé que
17 pour le membre supérieur, 5 ou 6 pour le membre inférieur,
et 3 ou 4 pour le tronc.

D'où vient donc cette fréquence si grande des *nœvi* et par cela
même des anévrysmes cirsoïdes à la tête ? Elle serait favorisée
par la structure compliquée de l'extrémité céphalique chez l'em-
bryon et par les processus de fusion des différentes régions vasculaires dont il se compose (*arcs branchiaux*) : telle est l'opinion
de Virchow (3) rappelée par Heine, qui y ajoute un afflux plus
direct du sang.

Cette théorie ingénieuse mérite quelques développements.

(1) Cité par Heine.
(2) Cité par Broca, *Tumeurs*, t. II, p. 213.
(3) *Angioma fissurale* (*Die Krankhaften Geschwülste*, 1867. Bd. III.
S. 345-346.

Les arcs branchiaux, au nombre de 4 chez l'homme et les mammifères, procèdent de l'extrémité supérieure de la colonne vertébrale et convergent en avant vers la ligne médiane, sous forme de lamelles séparées les unes des autres par des *fentes* dites *branchiales*.

Ceci bien compris, voyons quels sont les organes formés par ces arcs :

Le premier arc viscéral concourt à la formation du cartilage de Meckel, dont l'extrémité postérieure donnera naissance au marteau et à l'enclume.

Le deuxième arc est le centre de formation des osselets de l'ouie, du stylhyal et de la petite corne hyoïdienne.

Le troisième répond à la grande corne; quant au quatrième, il se confond avec le cou ou forme le larynx.

Examinons maintenant ce que deviennent les fentes :

L'espace qui sépare le premier arc du bourgeon frontal donne naissance à la bouche et aux narines par fusion des premiers arcs sur la ligne médiane et production des bourgeons maxillaires supérieurs et incisifs.

La première fente branchiale intermédiaire aux premier et au deuxième arcs, s'oblitère à sa partie interne et se subdivise extérieurement en oreille externe et oreille moyenne. Les autres fentes se comblent rapidement sans donner naissance à aucune partie permanente; toutefois, leur oblitération incomplète peut produire des fistules congénitales, dites branchiales (1). Normalement les fentes branchiales ont disparu après la sixième semaine.

Remarquant la fréquence de l'angiome dans toutes les régions où s'effectue la réunion des arcs fœtaux (nez, lèvres, oreilles, etc.), Virchow a été conduit à penser que les télangiectasies congénitales provenaient souvent de la persistance de la vascularisation exagérée, qui accompagne normalement le développement des arcs et disparaît après la réunion des fentes branchiales. A l'appui de cette thèse, il cite un fait de Lee, dans

(1) Voy. Ch. Sarazin, art. Cou, *Nouv. Dict. de méd. et de chir. prat.*, t. IX, p. 659 et 665.

lequel un nævus avec *dilatation artérielle* et veineuse considérable s'était produit autour d'une adhérence de la tête du fœtus aux membranes. Un second fait de Dupuytren est plus complexe et moins démonstratif.

D'après Heine, sur les 22 cas d'angiomes rameux, d'origine congénitale, qu'il a pu rassembler, 14 seulement peuvent être classés sous la dénomination d'angiomes rameux fissuraux : 8 pour la région de l'oreille, 3 pour la bouche, 2 pour la région naso-frontale, enfin 1 pour les lèvres.

Nous n'avons pas besoin de faire remarquer que cette origine ne peut être invoquée que pour les anévrysmes cirsoïdes du crâne, or ceux-ci se rencontrent encore aux membres et au tronc ; on en a décrit même dans les viscères (Virchow). Nous avons déjà dit que, dans un certain nombre de cas, l'origine des anévrysmes cirsoïdes du tronc et des membres ne paraît pas différer de ce qui s'observe pour la tête, c'est-à-dire que ces lésions peuvent être rattachées soit à des traumatismes, soit à des tumeurs érectiles congénitales (1). Mais, dans quelques autres circonstances, nous savons aussi que l'ectasie vasculaire s'étend à tout le membre, atteignant à la fois les artères, leurs rameaux, ainsi que les veines ; les parties sont hypertrophiées et l'on a affaire à une affection qui paraît voisine de l'éléphantiasis (2) ; telle est du moins l'opinion de Virchow. Cette altération, qui semble affecter de préférence le membre supérieur, est séparée des anévrysmes rameux par Heine et désignée par Otto Weber sous le nom de *phlébartériectasie*. Nous reviendrons sur ce sujet à propos de l'anatomie pathologique, d'autant que certaines observations publiées paraissent se rapporter à la *phlébartérie* ou *varice anévrysmale ;* tels sont les faits de Schottin et Krause (3).

Que pouvons-nous conclure de cette longue analyse :

1º Que les anévrysmes cirsoïdes se développent fréquemment à la suite d'un traumatisme, qu'ils sont souvent précédés de

(1) Obs. cit. de Demarquay.

(2) Obs. citées de Gherini, d'Adams, de Cocteau et probablement de Breschet (Musée Dupuytren).

(3) Cités dans Pitha et Billroth.

nævi : ceux-ci peuvent avoir été méconnus ou bien apparaître tardivement. Pour expliquer ce rapport du traumatisme, des *nævi* avec la dilatation des artères, beaucoup d'hypothèses, peu de faits probants.

2° Le siége ordinaire des anévrysmes cirsoïdes est à la tête; tous les auteurs l'ont constaté, mais aucun n'a pu en donner une raison suffisante : conditions anatomiques, rôle fonctionnel spécial, embryogénie, tout a été successivement invoqué.

CHAPITRE IV

Malgré le nombre restreint d'autopsies d'anévrysmes cirsoïdes, les lésions *macroscopiques* de cette affection sont assez bien connues, et cela, depuis Pelletan (1810) et Breschet (1833). Ces lésions, qui siégent sur des troncs vasculaires d'un certain volume, ont vivement attiré l'attention des chirurgiens ; ce sont elles que Dupuytren nommait plus spécialement *varices artérielles*.

Plus tard, on constata que ces altérations se prolongeaient assez loin, sur les branches vasculaires naissant d'un même tronc ou de troncs voisins, et que parfois même elles formaient des tumeurs analogues aux paquets variqueux ; de là le nom d'*anévrysme cylindroïde serpentin*, donné par Cruveilhier (1) en raison de ces flexuosités exagérées. Plus tard encore, Ch. Robin et Gosselin se préoccupèrent de la texture des masses spongieuses qui coexistent d'ordinaire avec les varices des troncs d'un moyen calibre, et ils donnèrent à ces tumeurs le nom de *tumeur cirsoïde artérielle*. Enfin, dans ces derniers temps, on a examiné avec soin les altérations *micrographiques* des parois vasculaires dans quelques cas d'anévrysmes cirsoïdes ; malheureusement ces examens sont fort peu nombreux.

Nous allons donc passer successivement en revue les altérations constatées d'abord sur les troncs ou sur les rameaux d'un certain volume, puis nous signalerons les lésions des plus petites

(1) *Anat. path.*, t. II.

TERRIER.

branches, des ramuscules et des artérioles, branches qui par
leur agglomération forment les véritables *tumeurs cirsoïdes* de
Robin et Gosselin. En d'autres termes, nous examinerons les
altérations macroscopiques et microscopiques de cette singulière
affection des artères.

Voyons d'abord les anciennes observations de Pelletan et de
Breschet : la première autopsie d'anévrysme cirsoïde appartient
à Pelletan (*Clin. chir.*), et est relatée dans le Mémoire de Breschet (1) avec beaucoup de détails ; l'examen du corps fut fait
par Dupuytren, *qui avait déconseillé* l'opération tentée par Pelletan.

Observation VII. — Les téguments du crâne et de l'oreille
gauche n'étaient pas altérés ! Sous les téguments, de l'arcade
zygomatique à l'occiput et au sommet de la tête, on constatait
l'existence d'une épaisse couche d'un tissu cellulaire blanc, dense
et infiltré de pus. Le tissu cellulaire sous-cutané de l'oreille était
très-rouge, et formé par l'entrelacement d'un grand nombre
d'artères et de veines dilatées ; il n'y avait pas de sang épanché ;
on remarquait une ectasie générale, mais irrégulière, des artères
qui couvrent la région.

L'artère temporale, dilatée et amincie, n'avait pas été liée en
entier par Pelletan (il avait passé son fil à travers l'artère).

Les artères auriculaires antérieure et postérieure étaient normales et semblaient étrangères à la maladie. L'artère occipitale, divi-
sée de bonne heure en deux branches, dont une seule avait été
liée, formait en grande partie la masse morbide, remplie de concrétions fibrineuses adhérentes aux parois atérielles.

Mais la lésion ne s'arrêtait pas là ; les artères de toutes les parties du corps « avaient des parois très-minces, sans être dilatées »,
et au lieu de se soutenir elles s'affaissaient sur elles-mêmes
comme les parois des veines, lorsqu'on les a divisées.

Ces lésions augmentaient d'une façon progressive, des troncs
vers les branches ; c'est ainsi que, comparant les calibres des dif-

(1) *Loc. cit.*, obs. IX, et Pelletan, *loc. cit.*, obs. VIII, p. 59, t. II.

_— 51 —_

férentes artères avec celles d'un sujet sain du même âge et du
même sexe, on arrivait aux résultats suivants :

Pour l'aorte : : 2 : 1.
Pour les artères iliaques primitives, : : 2 1/2 : 1.
Pour les fémorales et les humérales, : : 3 : 1.

Les artères de cinquième et de sixième ordre se distinguaient
à peine des veines, vu la minceur de leurs parois.

Les artères tibiales postérieure et péronière gauches, flexueuses, larges, bosselées, étaient remplies de caillots puriformes, etc.

La malade, malgré les assertions de Pelletan, paraît être morte
des suites de son opération.

J'ai relaté assez longuement cette observation parce qu'on y
trouve deux choses : une ébauche d'anatomie pathologique des
tumeurs cirsoïdes, et la constatation d'une altération générale du
système artériel, altération qui paraît avoir été remarquée dans
d'autres cas et semble jouer un certain rôle dans l'apparition et
le développement de l'anévrysme cirsoïde.

Dans une autre autopsie relatée par Breschet, la malade put
être aussi observée pendant la vie ; elle mourut à la Salpêtrière,
et la pièce fut préparée à la Faculté par Breschet lui-même avec
l'aide de Bogros et Devienne.

OBSERVATION VIII. — Les régions cervicales postérieures, mas-
toïdiennes, occipitales et temporales, présentaient des artères
très-dilatées, flexueuses, formant un réseau inextricable; les sys-
tèmes capillaire artériel et veineux constituaient de petites _tu-
meurs;_ sur d'autres points le tissu cellulaire était dur, lardacé et
peu vasculaire. La carotide droite (la maladie était à droite) avait
une longueur trois fois plus considérable qu'à l'état normal.

L'aorte, les iliaques primitives étaient un peu flexueuses; les
parois artérielles ressemblaient à celles des veines.

A l'imitation de Cruveilhier (1) on peut donc considérer les
altérations _macroscopiques_ de l'anévrysme cirsoïde comme résul-

(1) _Loc. cit._

tant de trois sortes de lésions, lésions en quelque sorte élémentaires :

1° La dilatation des artères ;
2° Leur allongement et leurs flexuosités ;
3° Leur amincissement.

I. — Comme pour les veines, la dilatation est cirsoïde ou ampullaire ; le volume du vaisseau peut être doublé, triplé, décuplé même ; cette augmentation de diamètre peut être régulière ou non ; en général, elle est uniforme dans un même point par rapport à l'axe de l'artère ou de l'artériole malade. Dans quelques cas l'artère est moniliforme, le vaisseau présente de véritables nœuds.

Nous avons déjà cité un cas de Breschet dans lequel les dilatations constatées à l'autopsie étaient d'autant plus prononcées qu'on se rapprochait des artérioles plus petites. Or, c'est là un fait noté par la plupart des observateurs, et Cruveilhier affirme que la dilatation cirsoïde des vaisseaux est d'autant plus accusée que ceux-ci sont d'un plus petit calibre.

Dans plusieurs des points où la dilatation vasculaire est ampullaire, il existe des saillies arrondies, en doigts de gant ; toutefois il faut prendre garde de confondre cette ectasie limitée avec une simple inflexion brusque dans la direction du vaisseau malade (Cruveilhier).

G. Breschet pense que ces ampoules sont de véritables anévrysmes mixtes *internes*, et Cruveilhier tend à admettre son opinion, parce qu'il a observé quelque chose d'analogue pour les veines.

II. — L'allongement de l'artère donne lieu à des flexuosités en *S* italique, en zigzag ; les plus petits vaisseaux se contournent en tire-bouchon, en pas de vis. Cette disposition flexueuse étant, d'après Cruveilhier, en rapport avec la plus grande dilatation de leur calibre, il en résulte qu'elle est plus accusée pour les petits vaisseaux.

En général, cette dilatation et cet allongement occupent un certain nombre de branches d'un même tronc, un *département arté-riel*, comme on dit en Allemagne.

Le tout forme une *masse* bosselée, ondulée à la surface, plus ou moins analogue aux *têtes de méduse*, auxquelles donne lieu l'agglomération de paquets variqueux veineux.

Ce sont ces masses qui furent mieux étudiées un peu plus tard par Ch. Robin et Gosselin ; ce sont elles que beaucoup de chirurgiens anglais considèrent encore comme des *anévrysmes par anastomose*, c'est-à-dire des tumeurs formées par le développement des petites artères contournées sur elles-mêmes et anastomosées entre elles un grand nombre de fois (Holmes Coote).

III. — L'*atrophie* des parois artérielles est signalée dans presque toutes les observations où l'anatomie pathologique a pu être faite ; elle est acceptée sans conteste par Breschet, Robert, Cruveilhier, parce que, pour eux, cet amincissement est une condition *sine qua non* de la dilatation et des inflexions de l'artère. Or, le fait est loin d'être prouvé. — Cruveilhier pense « que l'artère doit arriver à l'état de veine pour être dilatée » ; mais n'est-il pas précisément démontré, depuis les recherches de Briquet, que les parois des veines variqueuses sont d'abord le siège d'une hypertrophie de nature inflammatoire? Nous croyons donc qu'il peut en être de même pour les parois artérielles, et les quelques faits rassemblés par Cocteau (1) viennent corroborer notre manière de voir. Il est vrai qu'il s'agit ici de varices artérielles de la main, et que ces lésions ont un aspect différent selon qu'elles siégent à la tête ou aux extrémités.

Pour d'autres, et surtout pour tous ceux qui, à l'exemple de Virchow, admettent l'existence d'un processus irritatif ou inflammatoire chronique (Billroth), l'atrophie ne serait pas primitive, mais bien secondaire. Nous verrons plus loin l'explication qu'en donne le professeur Broca.

En général, l'atrophie des parois vasculaires ne porte pas sur les trois tuniques, mais bien sur la tunique moyenne, d'où la

(1) *Mém. cit.*
(2) *Die Krankhaften Geschwülste*, 1867, Bd, III, S. 480.

difficulté notée par les auteurs, pour distinguer les artères des veines, les parois des vaisseaux sectionnés s'affaissant avec une grande facilité.

La paroi interne est saine, lisse et unie, aussi le sang n'a-t-il aucune tendance à s'y coaguler, fait important à noter pour les indications thérapeutiques.

Les altérations que nous venons d'indiquer siégent de préfé-rence sur les artères de quatrième, de cinquième ou de sixième ordre, dit Cruveilhier ; rarement les gros troncs sont altérés ; toutefois, il faut se rappeler que, dans certains cas, lorsque la maladie n'est pas traitée, elle s'étend de proche en proche de la périphérie vers le centre, comme le démontre l'observation citée plus haut de Breschet.

Mais que doit-on entendre par lésion des artères de quatrième ou de sixième ordre, si ce n'est que l'affection atteint très-fré-quemment les vaisseaux artériels d'ordre inférieur, les ramus-cules ou artérioles, comme le dit le professeur Gosselin ; ou bien encore, un véritable département artériel, selon l'expression alle-mande ?

Dans un fait déjà cité de Maisonneuve, dont la pièce anato-mique fut présentée à la Société de chirurgie (17 octobre 1849), il est dit que la tumeur « était formée par un amas de petites artères entrelacées dilatées, augmentant plus ou moins de vo-lume et constituant une sorte de varice artérielle, avec des ren-flements vasculaires rapprochés les uns des autres » (2).

Un autre examen de tumeur cirsoïde est rapporté par H. Coote (3). Il s'agissait d'une tumeur de la lèvre, probable-ment enlevée par Lawrence. Elle était formée d'artères qui pa-raissaient avoir le volume de la radiale ; ces vaisseaux étaient situés au milieu d'un tissu cellulaire lâche.

L'examen microscopique des parois artérielles n'a pu être fait ; toutefois H. Coote suppose qu'il doit y avoir un affaiblissement de la membrane élastique pour expliquer cette dilatation.

En résumé, pour l'auteur anglais, c'est un type d'*anévrysme*

(1) En 1849.

(2) Comme le fit remarquer Lenoir, cet examen est fort incomplet.

(3) *Med. Gaz.*, 8 mars 1850, p. 412,

par anastomose, c'est-à-dire de ces tumeurs pulsatiles regardées en France comme des tumeurs érectiles artérielles (Broca). Les tumeurs examinées par Maisonneuve et H. Coote (1) se rapprochent donc et des anévrysmes cirsoïdes, tels que les décrit Cruveilhier, et des tumeurs érectiles artérielles. C'est précisément ce que dit le professeur Robin dans son Mémoire sur *l'anatomie des tumeurs érectiles* (2). Pour lui, il faut rapprocher des anévrysmes cirsoïdes certaines tumeurs qu'il nomme *tumeurs cirsoïdes artérielles*, et qu'on observe particulièrement à la tempe ou dans le reste du cuir chevelu. Ces productions morbides résultent de la dilatation des artères devenues flexueuses, *plus épaisses*, et paraissent être plus nombreuses que normalement, alors que ce ne sont que les artérioles qui sont devenues visibles à l'œil nu.

Le siége, le volume des artères malades seraient les seules particularités qui distingueraient ces productions des anévrysmes cirsoïdes, car l'altération des artères est la même.

Voici comment il décrit les lésions qu'il a vues dans un cas de ce genre siégeant à la tempe droite et occupant une assez large surface (le quart de la paume de la main).

« Il n'y avait pas de coloration de la peau comme dans les
» *nævi materni*; cette membrane était seulement amincie. Les
» artères, très-flexueuses, devaient, pendant la vie, présenter des
» sortes de pelotons vermiformes et rénitents; mais je ne l'ai pu
» voir que sur le cadavre. Elles avaient un volume variant entre
» celui d'une plume d'oie et quelques dixièmes de millimètre.
» Il y avait à la fois augmentation de calibre et d'*épaisseur* des
» parois. L'augmentation d'épaisseur portait sur la tunique
» jaune élastique, qui était plus rouge et plus molle qu'elle
» n'est habituellement dans la temporale. On remarquait une
» certaine quantité de granulations graisseuses dans l'épaisseur
» de cette tunique. La tunique externe ou celluleuse, très-dévé-
» loppée, était également épaissie, très-adhérente au tissu cellu-

(1) Bush (1854) et Decès (1857) ont aussi fait l'examen de ces tumeurs et ont constaté l'amincissement extrême des parois artérielles, et leur ressemblance avec des veines.

(2) Lu à la Société de biologie en 1854.

» laire ambiant. Celui-ci était peu abondant et formait comme
» de minces cloisons entre les artères dilatées et flexueuses ; on
» y trouvait des fibres de tissu cellulaire, des fibres élastiques
» minces, ramifiées, presque sans anastomoses, ainsi que des élé-
» ments fibro-plastiques (noyaux et fibres fusiformes). »

La dilatation variqueuse des ramuscules artériels et des artérioles est donc comparable en tous points avec ce qui se passe
lorsque ce sont les artères un peu plus grosses qui sont atteintes ;
seulement ici, vu le peu de volume des vaisseaux pelotonnés,
ils forment une masse plus ou moins étendue, et c'est celle-ci
qui a attiré l'attention des anatomo-pathologistes et des cliniciens.

C'est, en effet, cette tumeur qui a été décrite par Gosselin, non
d'après des faits d'anatomie pathologique, mais d'après les signes
cliniques (1).

Pour lui, les *tumeurs cirsoïdes artérielles* sont « des tumeurs
sous-cutanées formées par la dilatation en amas ou en paquet
des artères de dernier ordre (ramuscules ou artérioles) précé-
dant les capillaires, tumeurs qui, sous le nom de tumeurs fon-
gueuses sanguines artérielles, tumeurs érectiles artérielles,
anévrysmes par anastomoses, varices artérielles, anévrysmes
cirsoïdes, ont été confondues le plus souvent avec la dilatation
des capillaires (nævi) et avec celle des troncs et des branches. »

Les vaisseaux qui les forment auraient tout au plus le volume
d'une plume d'oie, d'un ver de terre ; ils sont pressés, serrés les
uns contre les autres et décrivent des flexuosités nombreuses ;
enroulés en paquets, ils forment de véritables amas comparables
aux *paquets variqueux* des veines.

Il est bon de remarquer que Cruveilhier avait déjà fait une
comparaison analogue en parlant des flexuosités qui caractérisent l'anévrysme cirsoïde ; seulement il avait peut-être en vue
des vaisseaux un peu plus volumineux. Dans tous les cas, l'idée
est la même.

A son tour, Gosselin compare, comme Cruveilhier, l'ectasie
des artères et de leurs branches à l'ectasie des veines ; et, puis-

(1) *Mém. cit.*, 1867.

qu'on distingue cliniquement les varices des troncs veineux de celles des paquets variqueux, ces deux auteurs s'efforcent de faire de même pour les artères : de là des tumeurs cirsoïdes artérielles, comme il y a des tumeurs cirsoïdes veineuses (1).

Au bout d'un certain temps, les artérioles qui forment la masse morbide adhèrent à la peau; celle-ci subit une certaine altération, elle se colore, s'épaissit, puis enfin il se fait des ulcérations et des hémorrhagies se produisent : phénomène beaucoup plus rare, au dire de Gosselin, lorsque la dilatation atteint des troncs plus volumineux. Pour le même auteur, les vaisseaux formant les tumeurs cirsoïdes doivent s'anastomoser très-fréquemment entre eux, aussi y trouve-t-il la justification de l'expression de J. Bell (anévrysme par anastomose).

Mais ne se forme-t-il que des anastomoses, les cloisons qui séparent les petites artères ne peuvent-elles se résorber, et ne peut-il se passer alors quelque chose d'analogue à ce que Otto Weber a décrit pour les tumeurs caverneuses variqueuses ?

Dans un certain nombre de cas, en effet, on a signalé la présence de lacunes, de *lacs sanguins* (Broca) dans ces tumeurs; mais le fait n'a pas été constaté anatomiquement jusqu'ici (2).

Deux nouvelles questions se présentent à nous, et elles sont difficiles à résoudre en présence des documents fournis par l'anatomie pathologique ; c'est de savoir ce que deviennent les ramifications artérielles dans ces tumeurs dites cirsoïdes : se transforment-elles en capillaires ou se continuent-elles directement avec des veines ?

Robin n'en dit rien; Gosselin ne peut se prononcer n'ayant pas fait de recherches anatomiques. Pour Otto Weber, quand la tumeur se développe, elle gagne toutes les branches anastomotiques et, finalement, se compose de cordons gros comme une plume de corbeau, qui tantôt se résolvent *en capillaires,* tantôt communiquent par *résorption des parois* adjacentes ; de là, for-

(1) Pour Virchow, l'*anévrysme rameux* ou *cirsoïde* serait une affection spéciale, ayant pour pendant les *varices cirsoïdes* ou *anastomotiques* (varicocèle de l'homme et de la femme), *loc. cit.*, p. 486.

(2) L'autopsie de la malade de L. Labbé aurait démontré leur existence, mais ce sont des vaisseaux dilatés dont il s'agit.

mation de *véritables lacs anévrysmaux*, d'où naissent enfin des veines très-dilatées. L'existence de ces varices veineuses est incontestable lorsqu'on étudie l'anatomie pathologique des anévrysmes cirsoïdes des membres, mais elle a été à peine notée pour les tumeurs de la tête. Cela tient-il à ce que les artères dilatées amincies ont été prises pour des vaisseaux veineux, et *vice versâ?*

Enfin, il est une autre question posée, depuis Breschet, à propos de la circulation dans ces tumeurs, à savoir s'il n'y existe pas de communications artérioso-veineuses directes? S'appuyant sur un fait de Pearson, Breschet tend à l'admettre; Michon ne le repousse point; Gosselin reste dans le doute, faute de preuves.

La question est surtout débattue à propos des varices artérielles des membres, varices auxquelles nous consacrerons un paragraphe spécial. Quant à Virchow (1), il croit que dans un certain nombre de cas d'origine traumatique, on ne peut affirmer qu'il n'y ait pas eu d'anévrysme artérioso-veineux à un moment donné.

Dans l'examen micrographique des parois artérielles fait par le professeur Robin, on a dû remarquer qu'il indique un épaississement des membranes, en particulier de la tunique jaune élastique; ce fait semblerait en rapport avec l'idée adoptée par Virchow, qu'il s'agit d'abord d'une irritation nutritive de la paroi vasculaire, et que si celle-ci s'amincit, c'est d'une façon secondaire.

Toutefois il est bon de remarquer que cette hypertrophie de la paroi n'a pas été constatée dans un autre examen histologique dû à Heine (2); peut-être, il est vrai, l'altération était-elle à sa période régressive?

Dans cette observation qui lui est propre, les lésions principales siégeaient sur la tunique moyenne. Les fibres musculaires offraient une altération graisseuse très-prononcée (3); elles paraissaient en outre résorbées sur un certain nombre de points,

(1) *Krankh. Geschwülste*, 1867, Bd. III, S. 479.
(2) *Loc. cit.*, p. 19.
(3) Il y a une figure qui représente ces lésions.

La tunique moyenne des artères de dimensions diverses, qui présente d'ordinaire plusieurs couches de fibres contractiles, n'en offrait plus qu'une ou deux, et encore les fibres-cellules étaient-elles très-éloignées les unes des autres.

La tunique interne était restée intacte et ne présentait ni altération graisseuse, ni lésion athéromateuse, comme cela arrive si souvent lorsqu'il s'agit des anévrysmes vrais.

La tunique adventice était tantôt amincie, tantôt épaissie d'une façon manifeste, toutefois l'amincissement existait plus généralement. Il est difficile de dire si, dans les points où cette tunique paraissait épaissie, elle n'était pas confondue avec le tissu conjonctif ambiant. C'est peut-être cette circonstance qui a fait admettre un processus hyperplasique par Virchow (périartérite).

En résumé, Heine, comme Robin, signale la dégénérescence graisseuse des parois artérielles, et ce serait cette lésion qui, unie à l'amincissement des vaisseaux, déterminerait les hémorrhagies fréquentes et caractériserait cette affection.

Tous les auteurs s'accordent donc à peu près sur l'existence d'un processus spécial qui tend à produire l'altération ultérieure de la tunique moyenne des artérioles et des artères, processus dont l'action paraît être facilitée par une prédisposition générale de l'économie; ce que prouvent les faits analogues à celui de Breschet, cité plus haut. Mais cet accord cesse lorsqu'on vient à rechercher la cause prochaine de ce processus.

Voici comment les choses se passeraient le plus souvent, d'après Heine : par suite de l'obstacle apporté au cours du sang par une télangiectasie, la tension artérielle est *exagérée* et produirait la dégénérescence primitive des fibres musculaires lisses de la paroi artérielle; puis cette dégénérescence amènerait ultérieurement la dilatation du vaisseau par amincissement de ses parois.

Que dans quelques cas l'afflux sanguin puisse produire çà et là des épaississements de la tunique adventice, la chose est possible, dit-il, mais le fait capital, c'est l'affaiblissement de la résistance de la tunique moyenne.

Le professeur Broca (1) donne une tout autre interprétation à

(1) *Loc. cit.*, t. II, p. 196 et suiv.

ce phénomène, interprétation qui a l'immense avantage de la généralisation et qui permet d'expliquer facilement les dilatations artérielles qui surviennent dans d'autres affections, telles que l'anévrysme artérioso-veineux, la phlébartérie et même les anévrysmes traumatiques (1).

Dans ces diverses circonstances, le fait primordial est la facile communication des artères avec les veines, grâce au réseau capillaire considérablement dilaté au niveau de la production morbide ; lors de communication artérioso-veineuse la chose est encore plus évidente.

Tout le monde sait que les individus porteurs d'anévrysme artérioso-veineux présentent une dilatation anormale de l'artère atteinte ; mais seulement entre la phlébartérie et le cœur. Le sang, pénétrant plus facilement dans la veine que dans les capillaires, la tension artérielle doit être sensiblement diminuée ; aussi est-il impossible d'expliquer l'état variqueux de l'artère par le fait d'une distension purement mécanique.

« Ce n'est donc pas, dit Broca, parce que la pression est aug-
» mentée que les artères se dilatent, mais parce que la résis-
» tance de leurs parois est diminuée ; et il n'est pas nécessaire
» d'expliquer ce fait pour constater que la nutrition régulière
» des parois artérielles exige une certaine pression, au-dessus
» de laquelle elles deviennent le siége d'une sorte d'atrophie.
» Ayant ainsi perdu une partie de leur résistance, elles se lais-
» sent distendre et amincir par la pression de la colonne san-
» guine. Il y a, il est vrai, une circonstance qui atténue les consé-
» quences de cette altération des parois artérielles, c'est qu'elles
» sont soumises à une tension moins forte qu'à l'état normal. »

Mais ces deux phénomènes, liés l'un à l'autre, ne conservent pas toujours une proportion égale ; la diminution de tension, qui agit comme cause primitive, peut produire des effets variables selon les individus, d'où les différences si grandes au point de vue de la dilatation vasculaire consécutive.

Jadis (2) Broca avait cru que l'écoulement plus facile du sang,

(1) *Bull. Soc. chir.*, 1869, 2ᵉ sér., t. X, p. 378.
(2) *Anévrysmes*, p. 78.

dans la phlébartérie, augmentait la quantité de ce liquide qui passe en un temps donné par l'artère ; d'où la dilatation active de ce vaisseau, comme cela a lieu dans les artères d'un utérus gravide; mais il devrait y avoir hypertrophie des parois, tandis que nous observons un phénomène en sens inverse ; aussi Broca a-t-il abandonné cette théorie, qui diffère très-peu de celle de Virchow.

D'après Broca, on peut supposer que la diminution de la tension artérielle est, pour les artères, un trouble fonctionnel comparable à celui qui fait atrophier les organes dont les fonctions sont diminuées. Quelle que soit d'ailleurs la théorie, il suffit de constater le fait, et, comme les fonctions des parois, élasticité et contractilité, résultent de l'existence et de la disposition des éléments anatomiques de la tunique moyenne, c'est cette tunique qui subit une atrophie plus ou moins marquée. Ces remarques conduisent directement à l'explication de l'état cirsoïde qui se manifeste sur les artères afférentes des tumeurs érectiles, et qui, de branche en branche, comme le dit Broca, peut remonter jusqu'à une grande distance.

Au niveau des tumeurs érectiles, le réseau capillaire est dilaté ; Heine y admet une plus grande difficulté dans la circulation sanguine ; Broca en conclut le contraire, et nous croyons qu'il est dans le vrai. Cette communication plus facile des artères avec les veines efférentes met les choses dans des conditions à peu près analogues à celles que nous avons signalées pour la phlébartérie. La tension sanguine artérielle diminue, les artères réagissent moins pour faire circuler le sang, leur tunique moyenne s'atrophie ; elles se dilatent. Mais les conditions pathogéniques générales restant les mêmes, les causes accessoires ont ici une grande influence.

C'est ainsi que les artères étant plus petites, et par conséquent plus fournies en fibres musculaires lisses, elles s'atrophient d'autant plus et se dilatent en conséquence. Cette remarque nous paraît capitale, et explique parfaitement la fréquence des anévrysmes cirsoïdes du cuir chevelu et de la face, ceux de la main, régions où les artères ont une couche moyenne très-musculaire.

De plus, le passage plus ou moins facile du sang donnera lieu à une atrophie, suivie de dilatation plus ou moins étendue. Or, dans les tumeurs érectiles rouges, *artérielles*, le passage est facile puisque le sang conserve son aspect artériel, et l'altération cirsoïde fréquente ; dans les tumeurs érectiles bleues, *veineuses* comme on dit cliniquement, le sang parcourt le réseau capillaire et s'y désoxygène ; il n'y a donc pas de circulation beaucoup plus facile : aussi les dilatations cirsoïdes sont-elles fort rares ; toutefois elles sont possibles, et le professeur Broca (1) en cite deux cas.

L'un de ces cas, dû à Porta, est relatif à un homme de quarante ans; le sujet avait au menton une tache congénitale *vineuse*, qui sous l'influence du rasoir « se transforma en un anévrysme » par anastomose accompagné d'un frémissement manifeste ».

Le second fait a été présenté à la Société de chirurgie (2) par Demarquay : il s'agissait d'une jeune fille portant une tache lie de vin congénitale située au front ; cette tumeur, restée stationnaire jusque vers l'âge de douze ans, augmenta de volume et devint pulsatile, si bien qu'à l'âge de vingt et un ans, la production congénitale était le siége de battements évidents, d'un frémissement et d'un souffle marqué. De plus, les artères voisines commençaient à se dilater, comme le firent remarquer Lebert et Denonvilliers.

Il s'agissait donc, dit Broca, d'une tumeur veineuse compliquée de dilatation artérielle ; mais ce fait est exceptionnel (3).

En résumé, « le cas le plus favorable à la dilatation des artères est celui où la circulation artérielle et la circulation veineuse communiquent le plus largement et le plus directement, au niveau de la tumeur ». Mais les choses ne se bornent pas là, et si la circulation est excessivement facile, il se passe du côté des veines efférentes des phénomènes identiques avec ceux qu'on observe dans la *phlébartérie ;* c'est surtout, pour ne pas dire exclusivement, aux membres, et en particulier à la main, que s'observent ces dilatations veineuses. Toutefois, nous avons pu les

(1) *Loc. cit.*, p. 191.
(2) 24 juillet 1852.
(3) On peut y ajouter un fait de Clémot (Thèse de Verneuil), relaté plus loin.

constater dans le fait déjà cité de Panas, où il s'agissait d'une tumeur de la fesse.

Il est évident que l'explication précédemment donnée par Broca, et entièrement basée sur la physiologie pathologique de la circulation du sang dans les tumeurs érectiles, ne peut plus être invoquée lorsqu'il s'agit des anévrysmes cirsoïdes d'origine traumatique. Dans ces circonstances, il faut accepter l'idée d'un processus pathologique plus ou moins spécial, à moins encore qu'adoptant la théorie de Heine (1), on ne fasse jouer à la vascularisation de la cicatrice un rôle analogue à celui que remplit le *nœvus* congénital.

Peut-être aussi, comme l'a fait remarquer Virchow (2), doit-on alors penser à l'existence temporaire ou permanente d'une communication artérioso-veineuse; ce que paraît aussi admettre Broca, au moins pour certains cas de tumeurs cirsoïdes du crâne (2).

L'anatomie pathologique des *anévrysmes cirsoïdes* offrant quelques différences, quelques particularités, selon le siége qu'ils occupent, nous allons en dire quelques mots.

I. *Anévrysmes cirsoïdes du crâne.* — A la tête, et surtout au crâne, les anévrysmes cirsoïdes se présentent sous l'aspect de tumeurs plus ou moins étendues, offrant à leur périphérie un assez grand nombre d'artères afférentes et dilatées. Ce sont surtout les frontales, les auriculaires, les occipitales, les temporales, qui sont altérées, dilatées, flexueuses; tantôt ces artères procèdent de la circonférence de la tumeur sanguine, d'autres fois celle-ci est peu appréciable, et ce sont surtout les flexuosités vasculaires qu'on aperçoit bien. (Robert.)

Quelques auteurs ont assuré que ces vaisseaux dilatés se creusaient de véritables gouttières sur les os du crâne et que, par suite de la compression de la tumeur, ceux-ci pouvaient se perforer (Bruns). Mais cette sensation de dépression à la surface

(1) Cité plus haut.
(2) *Bull. Soc. chir.*, 1869, 2ᵉ sér., t. X, p. 377.

des os peut être constatée pendant la vie, et résulter de l'induration des parties voisines (1). Cependant, cette usure est possible, et dans un cas, cité par Clémot, on trouva à l'autopsie deux perforations des os du crâne.

OBSERVATION IX, de Verneuil (de Montpellier) (2).

X., âgé de vingt-deux ans, présentait à la partie supérieure du crâne une très-large tumeur, molle, fluctuante, offrant des battements isochrones au pouls. Les vaisseaux afférents et efférents étaient dilatés. Le malade percevait ces battements, se plaignait de douleurs de tête violentes et d'éblouissements. Une ulcération, apparue sur la tumeur, produisit des hémorrhagies. La compression circulaire du crâne arrêtant les battements, on fit fabriquer une capeline dextrinée qu'on appliqua avec soin, en ayant la précaution de comprimer aussi les temporales avec des pelotes métalliques. Cet appareil, douloureux d'abord, fut cependant supporté, en le changeant tous les 15 ou 20 jours.

Trois mois après, nouvelle ulcération et nouvelle hémorrhagie; le traitement est continué encore trois mois. Tout à coup le malade est pris d'accidents cérébraux, et meurt en quelques jours avec des symptômes de compression cérébrale.

Autopsie. — On ne put examiner que la tête. Le cuir chevelu présentait trois cicatrices rouges, qui correspondaient à d'anciennes ulcérations et occupaient le sommet de la tumeur. Celle-ci se trouva formée par des artères et des veines dilatées. Les parois artérielles étaient amincies, et dans quelques points la tunique moyenne n'était pas distincte; elle était partout ailleurs très-mince. La tunique interne était rouge, et présentait deux ulcérations dans la partie appliquée sur les os du crâne.

Ceux-ci avaient subi des modifications remarquables au niveau de la tumeur; ils étaient comme usés sur une assez grande étendue et présentaient des sillons au fond desquels ils étaient réduits à une lame très-mince. Dans les points correspondants aux ulcérations de l'artère signalées plus haut, on remarquait

(1) Langenbeck, cité par Virchow, *loc. cit.*, p. 473.
(2) Thèse citée. Montpellier, 1851.

deux ouvertures par lesquelles le sang s'était épanché dans l'intérieur du crâne, où il avait produit les accidents de compression.

Chez un malade présenté par le professeur Verneuil à la Société de chirurgie (1), et sur lequel on constatait un double anévrysme cirsoïde des deux artères occipitales, Alp. Guérin fit remarquer un certain aplatissement des aspérités de la région occipitale ; il soupçonna une perforation des os et une communication de l'anévrysme avec les vaisseaux de l'intérieur du crâne. Cet homme mourut, un peu plus tard, à Bicêtre; l'autopsie ne put être faite, et, dans la note que nous avons reçue de M. Landouzy, l'anévrysme cirsoïde n'aurait été remarqué que d'un côté et siégeait sur le trajet de l'artère occipitale gauche.

Peut-on rapprocher de ces divers faits une observation de Toynbee, où sont décrites des lésions trouvées sur un phthisique qui, d'ailleurs, n'avait rien présenté d'anormal durant la vie? Voici le fait en quelques mots : Sur chaque pariétal, au voisinage de l'angle antéro-supérieur, existe une éminence piriforme formée par des cavités vasculaires creusées dans l'os (2).

Notons, en terminant, ce fait qui a trait aux particularités anatomo-pathologiques des varices artérielles du cuir chevelu, à savoir, la solidarité des artères des téguments du crâne.

« Cette solidarité est telle, dit Robert (3), que l'altération vari-
» queuse, bien que localisée, au début, soit dans le pavillon de
» l'oreille, soit à la tempe, soit au front, soit enfin sur le sommet
» de la tête, s'étend de proche en proche, et menace quelquefois
» d'envahir les téguments du crâne dans leur presque tota -
» lité. »

II. — *Anévrysmes cirsoïdes des membres.* — Dans ces dernières années, avons-nous déjà dit, Cocteau fit paraître un Mémoire sur les varices artérielles des membres (4), et il s'efforça de dé-

(1) *Gaz. des hôpit.,* 1870, p. 183.
(2) *Med. Times,* 1847, vol. XVI, p. 63.
(3) *Loc. cit.,* p. 6.
(4) *Arch. gén. de méd.,* 1865, t. II, p. 666.

montrer que, dans cette lésion des extrémités, la dilatation variqueuse des artères n'est pas nécessairement précédée de tumeur vasculaire pulsatile, en un mot, de la tumeur cirsoïde décrite un peu après lui par Gosselin. Cocteau insiste sur ce fait vrai, c'est que, dans un assez grand nombre de cas, les lésions les plus accusées sont les dilatations des artères et des veines, dilatations ayant englobé dans leur marche envahissante les capillaires, et établissant une très-facile communication entre le système artériel et le système veineux.

Un exemple de ce genre avait été signalé, dès 1833, par Breschet (1); voici ce fait :

OBSERVATION X. — Il y a quelques années, en injectant un cadavre de femme, nous remarquâmes, dit-il, que l'avant-bras droit se tuméfiait anormalement. Le membre fut disséqué avec soin, et la pièce fut déposée au musée Dupuytren (n° 235).

« On voit l'artère humérale d'un calibre plus de deux fois plus fort que dans l'état normal. Il en est de même et à un degré plus considérable pour les artères radiale et cubitale; mais, indépendamment de cette dilatation, il existe encore un allongement, et les vaisseaux sont devenus flexueux comme des veines variqueuses. Cette dernière disposition est surtout remarquable sur les artères formant les crosses palmaires superficielle et profonde. Là, les vaisseaux ont acquis une grosseur décuple de leur calibre naturel, et ils ressemblent parfaitement à des veines variqueuses.

» L'artère cubitale offrait une autre particularité. On la voyait, dans plusieurs points de son trajet, n'avoir que son volume naturel, et tout d'un coup se renfler comme la boule d'un thermomètre, ou se dilater pour former un anévrysme cylindroïde. La dissection de ces renflements sphéroïdaux nous a montré l'existence de plusieurs anévrysmes mixtes formés par la dilatation de la membrane interne engagée à travers l'éraillement des fibres de la membrane moyenne pour les petites tumeurs, ou à travers la déchirure de ce même feuillet moyen, et soutenue à l'extérieur

(1) *Arch. gén. de méd.*, 1865, t. II, p. 138.

par la tunique celluleuse condensée pour les tumeurs les plus volumineuses.

» Les artères collatérales des doigts constituaient un *lacis* vasculaire très-remarquable, et qui était un véritable *anévrysme par anastomose.* »

Breschet avait donc constaté toutes les lésions des varices artérielles, avec dilatations cirsoïdes des vaisseaux des doigts, mais il ne dit rien des veines.

Les observateurs qui suivirent furent plus explicites, comme nous allons le voir.

Pour le professeur Broca, la transformation des capillaires en artères et en veines d'un certain calibre doit être ajoutée à l'état variqueux, non-seulement des artères, mais aussi des veines ; tel était du moins le résultat de l'observation qu'il avait pu faire par lui-même (1).

C'était une pièce de Denucé provenant du service de Michon ; une tumeur érectile du doigt médius avait donné naissance à de telles complications, qu'on fut obligé de lier la radiale et enfin d'amputer le bras.

« Les artères et les veines étaient dilatées, non-seulement au niveau de la tumeur, mais encore dans toute l'étendue de la main et de l'avant-bras.

» La tumeur du doigt renfermait des vaisseaux nombreux et de volumes très-divers ; plusieurs avaient un calibre supérieur à celui d'une plume à écrire, avec des parois tout à fait semblables à celles des artères ; d'autres, bien moins volumineux, avaient des parois veineuses ; et, chose très-remarquable, quelques-uns de ces vaisseaux établissaient une communication *directe à plein canal* entre les artères et les veines. »

Or, ajoute avec raison le professeur Broca, tout vaisseau intermédiaire entre le système artériel et le système veineux fait nécessairement partie du réseau capillaire (2).

Il est certain, par conséquent, que quelques-uns au moins des

(1) *Tumeurs,* t. II, p. 188.

(2) A moins que l'existence des vaisseaux de Sucquet ne vienne à être confirmée.

gros vaisseaux de la tumeur du doigt provenaient des capillaires primitifs, dilatés et hypertrophiés au point de s'être transformés en artères ou en veines.

Nous arrivons aux autopsies de Letenneur (1) et de Cocteau (2).

Le chirurgien de Nantes, qui a pratiqué l'examen du bras amputé avec le plus grand soin, signale :

1° L'existence de modifications dans les parois veineuses, qui sont artérialisées comme cela s'observe lors de varice anévrysmale.

2° La dilatation, les flexuosités, l'induration des parois des vaisseaux artériels, dont la disposition était comparable à celle qu'a figurée Breschet.

3° Enfin, il s'est préoccupé des communications artérioso-veineuses directes par inosculation et ne les a pas trouvées.

« Sur la face dorsale de l'annulaire, dit-il, on sent une artère accolée à une veine de la grosseur d'une plume de corbeau; puis au niveau de la tumeur dont nous avons parlé, et qui existait au côté interne de ce doigt, les deux vaisseaux se séparent; l'artère poursuit son trajet et la veine vient s'ouvrir dans la cavité de la tumeur, par un orifice déchiqueté, béant, facile à voir après qu'on eut chassé les caillots à l'aide d'un filet d'eau. Aucun autre orifice ne put être retrouvé à la face interne de cette cavité, tapissée par une couche de tissu noirâtre comme gangrené. — A l'extrémité des doigts, on a cherché, mais en vain, à retrouver des communications directes par inosculation entre les artères et les veines. »

Malgré cela, Letenneur est assez disposé à admettre ces faciles communications et les croit fréquentes à la tête.

Cocteau n'est guère plus explicite sur ce point. Chez son malade, la lésion siégeait à l'index; indépendamment d'une dilatation des artères et veines de l'avant-bras et de la main, on trouva

(1) *Soc. chir.*, 2 mars 1859.
(2) *Arch. de méd.*, 1865, t. II, p. 674.

que l'index malade offrait à sa face dorsale un tissu noir résistant et dur ressemblant à une éponge remplie de sang coagulé, d'où partaient quatre veines volumineuses (on avait injecté du perchlorure de fer).

Quant à la collatérale de l'index, énormément développée, elle est contournée, repliée sur elle-même ; à la racine du doigt, elle « est *entremêlée d'artères venues de la radiale et de veines* qui forment un *plexus inextricable*. Elle se perd dans le tissu noir qui occupe les parties latérales de l'index ».

Ces artères, venues de la radiale, et ces veines, qui forment un plexus inextricable, ne nous paraissent autre chose que des capillaires énormément dilatés et enroulés, comme l'a décrit Broca ; malheureusement Cocteau paraît n'avoir pas été frappé par cette curieuse disposition vasculaire.

On trouve encore, dans le traité de Pitha et Billroth, une figure représentant un fait analogue aux précédents ; il est dû à Krause (1). Voici cette observation :

OBSERVATION XI. — Un garçon de sept ans fut mordu à la main, il y eut une violente hémorrhagie ; sept ans après, le malade ressentit une sensation de pression douloureuse dans l'extrémité blessée. A vingt-cinq ans passés, apparition d'une tumeur entre l'index et le médius, puis exulcération à l'extrémité des doigts ; bientôt les douleurs devinrent plus intenses, lorsque la main occupait une position déclive.

Au niveau de l'ancienne cicatrice, on perçoit un souffle très-fort, aussi suppose-t on l'existence en ce point d'une varice anévrysmale, intéressant probablement l'arcade palmaire profonde.

La compression de la radiale ou de la cubitale ne diminue ni les battements ni le souffle.

Baum essaya la compression, mais sans succès ; Stromeyer fit l'amputation ; on lia huit grosses artères ; le malade guérit.

Examen du membre. — On remarquait à la face dorsale de

(1) *Loc. cit.*, 1869, Bd. II, S. 160, et *Arch.* de Langenbeck, 1861, t. II, page 142.

l'avant-bras et de la main des tumeurs réductibles molles, multiples. La peau est bleuâtre à leur niveau. Plusieurs tumeurs pulsatiles siégeaient à l'avant-bras et à la paume de la main. Les doigts épaissis étaient couverts de tumeurs pulsatiles. Il n'existait ni arcàde palmaire superficielle, ni arcade palmaire profonde ; la communication entre la radiale et la cubitale avait lieu par une artère médiane, née de la cubitale.

Les artères présentaient sur leur trajet de nombreux anévrysmes sacciformes, leurs parois étaient *épaissies*. Les veines profondes et palmaires, peu dilatées, comparativement à celles de la face dorsale de la main et de l'avant-bras, offraient des parois épaissies ; la musculaire était hypertrophiée. La peau des deuxième, troisième et quatrième doigts présentait des altérations atrophiques ; à ce niveau existaient de nombreuses communications entre les artères et les veines, sans qu'on pût y constater de capillaires. Le membre était plus long que celui du côté opposé, et devait renfermer une énorme quantité de sang.

En résumé, les observations de Broca, Letenneur (?), Cocteau, Krause établissent d'une façon évidente pour nous l'existence de communications artérioso-veineuses très-faciles, grâce aux dilatations capillaires, et des altérations artérielles et veineuses très-développées. Cette ectasie généralisée avait, il est vrai, des causes bien différentes, puisque dans le fait de Michon, et probablement dans celui de Cocteau, il s'agissait de l'évolution naturelle d'une tumeur érectile ; tandis que dans ceux de Letenneur et de Krause l'affection avait pour cause un traumatisme.

Jusqu'ici, je n'ai signalé que les faits anatomo-pathologiques observés aux membres supérieurs ; mais il en existe aussi quelques-uns pour les membres inférieurs ; seulement, l'interprétation est plus difficile. Rappelons d'abord une observation du Mémoire de Breschet (1) :

Observation XII. — A. Cartier, trente-cinq ans, a eu plusieurs blennorrhagies. A trente-deux ans, palpitations de cœur com-

______

(1) Page 140.

battues par des saignées. Douleurs dans le creux du jarret droit.
Depuis cinq mois, les battements de l'artère poplitée sont devenus sensibles au malade; les mouvements de flexion de la jambe sur la cuisse sont difficiles.

Ces six dernières semaines, les douleurs du genou ont augmenté. Le malade entre à l'Hôtel-Dieu le 16 février 1829. Les battements du cœur sont exagérés; bruit de souffle perçu à la partie gauche du sternum et à sa partie supérieure; souffle aux carotides, à l'aorte, aux iliaques, etc. En résumé, signes d'une affection cardiaque et d'une ectasie des vaisseaux artériels volumineux.

Au jarret, on constate la présence d'un anévrysme poplité; on lie la fémorale le 19 février; gangrène du pied et de la jambe; mort.

A l'autopsie, on trouve : 1° une péricardite ancienne et une lésion cardiaque; 2° une dilatation très-étendue de l'aorte dans toute sa longueur avec plaques athéromateuses; 3° une hypertrophie des artères principales du membre pelvien *gauche* sans traces d'ossification ni de cartilaginification; 4° une dilatation de la fémorale, avec épaississement de ses parois non altérées d'ailleurs; 5° l'anévrysme, et 6° une dilatation du tronc et des branches des artères tibiales et péronière, qui, *pleines de caillots durs et adhérents,* offrent une disposition flexueuse et analogue à celles des veines variqueuses. (Suivent de grands détails sur l'anévrysme.)

Il est évident que cette observation doit être mise de côté et ne prouve absolument rien, l'affection pour laquelle le malade a subi la ligature de la fémorale ne ressemblant que peu à celle qui nous occupe. Et d'ailleurs, jamais on ne trouve de caillots oblitérant le calibre d'anévrysmes cirsoïdes, tandis que c'est tout le contraire lorsqu'il s'agit des altérations de la tunique interne qui, plus que toutes les autres, donnent naissance aux anévrysmes véritables.

Dans le même mémoire, Breschet rapporte le résultat d'une autopsie faite par J. Cloquet.

Observation XIII. — Dans cette observation, on constate une dilatation de l'aorte abdominale sans altération de ses parois, et un volume exagéré des iliaques primitives qui, très-flexueuses et bosselées, ressemblaient à des anses in testinales. Les fémorales étaient normales à partir d'un demi-pouce au-dessous de l'arcade crurale. L'examen macroscopique des artères permet de remarquer quelques modifications dans l'épaisseur des parois artérielles ; elles étaient plus blanches, plus minces, et s'affaissaient à la coupe. La tunique moyenne avait perdu son aspect jaune et paraissait atrophiée.

Il y a bien là quelques-uns des caractères assignés aux altérations cirsoïdes des artères ; mais en tout cas elles étaient limitées aux iliaques ; ce serait donc un fait unique de varice artérielle serpentine ? Nous reviendrons sur cette observation à propos du diagnostic.

Jusqu'ici donc, les faits publiés par Breschet ne nous fournissent que peu de renseignements utiles pour l'anatomie pathologique ; mais il n'en est plus de même des singulières lésions rencontrées par Fergusson (1) et Adams (2).

Observation XIV. — Elle est due à Fergusson et fut publiée complétement par H. Smith (3). Le malade entre à l'hôpital pour une hémorrhagie provenant d'une tumeur vasculaire du pied droit. Il raconte qu'une tache vasculaire serait apparue peu après sa naissance sous le talon droit et se serait accrue jusqu'à former une tumeur pulsatile. Il n'y prenait pas garde, lorsqu'il y a deux ans une petite ulcération se fit sur la tumeur, et entraîna une hémorrhagie légère quelques mois après ; cette perte de sang fut facilement arrêtée. Le malade continua à vaquer à ses occupations, et ce n'est que peu de jours avant son entrée à l'hôpital qu'une nouvelle hémorrhagie se produisit spontanément à la surface de son ulcère. Il fallut une compres-

(1) *Med. Times and Gaz.*, 8 febr. 1851.
(2) Obs. déjà citée.
(3) *Med. Times and Gaz.*, 16 aug. 1851.

sion énergique pour la faire cesser. Deux jours après son admission, l'appareil fut enlevé. On constata l'existence d'une tumeur occupant la moitié postérieure de la plante du pied droit, et s'étendant en dehors jusqu'à la malléole externe. Elle était molle, élastique et paraissait formée presque complétement par des ramifications de vaisseaux dilatés, et surtout de vaisseaux sous-cutanés. On y sentait des pulsations ; un ulcère occupait sa surface.

La jambe correspondante était beaucoup plus grosse que l'autre, et ses vaisseaux superficiels étaient très-dilatés (des mensurations exactes permirent de constater cette augmentation).

Un examen attentif montre que cet accroissement de volume paraît dépendre d'une exagération du nombre et du calibre des vaisseaux, depuis le genou, et même au-dessus, jusqu'au pied. Toutes les veines superficielles sont très-dilatées et des vaisseaux qui, à l'état normal, restent inaperçus, sont visibles et battent sous le doigt.

On sent distinctement les battements des artères tibiales antérieure et postérieure. On entend un bruit de souffle le long de ces vaisseaux et l'on perçoit un *thrill* marqué à leur niveau.

La compression exercée au niveau du pli de l'aine produit une vive douleur dans le pied, une augmentation immédiate et considérable du volume du membre inférieur, les dimensions de la tumeur augmentant aussi. Tout rentre dans l'ordre dès que la compression est cessée.

Fergusson lie la fémorale au niveau du triangle de Scarpa (11 janvier). Tout de suite il se fait un affaissement de tout le membre ; la température, augmentée le soir de l'opération, n'empêche pas que le malade ne perçoive une sensation de froid et d'engourdissement dans tout le membre. — Douleurs violentes. — Plaques gangréneuses sur le pied et la jambe. — Hémorrhagie par la ligature, arrêtée grâce à la compression.

Un mois après, la gangrène de la jambe étant complète, Fergusson pratique l'amputation. Un énorme écoulement de sang veineux se produit pendant le cours de l'opération et le moignon avait l'aspect d'un amas de vaisseaux.

Le malade finit par guérir.

Autopsie du membre amputé rapportée dans une clinique de Fergusson (1). — Vu l'état du membre, l'injection laisse à désirer.

Les artères tibiales antérieure et postérieure sont énormément dilatées; si l'on examine les vaisseaux afférents de la tumeur, c'est-à-dire l'artère et les veines tibiales postérieures, on voit que leur calibre est doublé ou triplé. Il en est de même des vaisseaux péroniers.

Derrière la malléole interne, les vaisseaux tibiaux postérieurs donnent de nombreuses branches volumineuses qui formaient la tumeur pulsatile et qui ont un aspect aréolaire.

D'après cet aspect et l'examen direct, on voit que les veines participent plus que les artères à la maladie, ce qui avait été diagnostiqué pendant la vie. Immédiatement au-dessous du genou, existe une masse de vaisseaux repliés.

J'ai cru devoir rapporter presque en entier l'observation qui précède, à cause de son importance clinique et de l'examen anatomo-pathologique, qui nous montre une altération de l'extrémité inférieure en tous points comparable à celles que nous avons signalées plus haut pour le membre supérieur, c'est-à-dire une dilatation considérable des artères et des veines.

Empressons-nous d'ajouter que cet examen anatomique n'est pas unique, et que nous avons déjà mentionné l'observation d'Adams, dont nous rappellerons les principaux traits anatomo-pathologiques.

OBSERVATION VI (déjà citée). — Tous les gros vaisseaux étaient altérés, la fémorale triplée de volume, les tibiales encore plus grosses. Les veines ressemblaient à d'énormes réservoirs sanguins, aux sinus utérins.

Cet état, très-accusé au bas de la jambe, s'atténuait graduellement à la cuisse; l'artère iliaque était cependant encore très-dilatée.

L'ulcération qui avait amené la mort pénétrait jusque dans le

____

(1) *Med. Times*, 26 april 1851.

tissu du calcanéum probablement envahi par l'ectasie vasculaire. Une dilatation anévrysmale existait sur l'iliaque externe et la poplitée. Quelques plaques athéromateuses.

Si nous résumons les caractères anatomo-pathologiques de ces diverses observations, nous voyons :

1° Les artères flexueuses, dilatées, tantôt amincies, tantôt épaissies (Cocteau), et offrant quelquefois des dilatations anévrysmoïdes.

2° Les veines volumineuses, variqueuses, ressemblant à des artères (*artérialisées*, dit Letenneur), et contenant parfois des caillots sanguins.

3° Enfin des vaisseaux volumineux, probablement des capillaires dilatés et hypertrophiés, faisant communiquer directement le système artériel avec le système veineux.

4° Les dilatations variqueuses des veines paraissent surtout considérables aux membres inférieurs, ce qui peut s'expliquer, soit par leur prédisposition aux varices, soit par la simple action mécanique de la pesanteur qui entrave la circulation en retour.

5° Les tumeurs analogues aux *tumeurs cirsoïdes* sont plus rares, toutefois elles existent (Fergusson, Adams).

6° Enfin, à ces altérations s'ajoute un état éléphantiasique du membre, analogue à ce qui arrive dans le cas de varice artériosoveineuse.

L'ensemble de ces lésions caractérise-t-il une maladie toute spéciale, une *phlébartériectasie* (O. Weber), ou bien encore une affection se rapprochant de l'éléphantiasis, au moins par son processus pathologique (Virchow) ? Il m'est absolument impossible de répondre catégoriquement à ces questions.

Toutefois, je ferai remarquer l'analogie évidente qui existe entre ces affections des membres et les *anévrysmes cirsoïdes* du crâne, à propos desquels tout le monde est d'accord. Les artères sont dilatées, depuis leurs ramuscules jusqu'aux gros troncs, dans les deux types morbides.

Aux membres, il est vrai, on n'hésite pas sur l'altération et la dilatation des veines, alors que la question n'est pas résolue pour le crâne; mais n'ai-je pas déjà fait remarquer qu'il faut tenir grand compte : 1° du développement si différent du système veineux des parois du crâne ou de la face, et de celui du même système dans les membres supérieurs ou inférieurs ; 2° de l'influence de la pesanteur qui, dans le premier cas, favorise la circulation en retour, tandis que, dans le second cas, elle tend à s'y opposer.

Restent les *tumeurs cirsoïdes,* sur lesquelles on a tant insisté. Mais d'abord elles existent, des faits cliniques et les observations anatomo-pathologiques de Fergusson et d'Adams le prouvent ; de plus, si l'on veut bien interpréter les résultats des examens anatomiques, on voit facilement : 1° que les tissus mous, remplis de sang coagulé et ressemblant à une éponge, signalés sur le doigt indicateur du sujet de Cocteau, ne peuvent se rapporter qu'à la section d'un lacis vasculaire, peut-être artériel, peut-être artérioso-veineux, mais en fait semblable à celui qu'on peut obtenir en coupant une tumeur cirsoïde ; 2° que les lacis artérioso-veineux des doigts et de la main, signalés par Breschet et bien étudiés par Broca, offrent une analogie frappante avec la texture des tumeurs cirsoïdes. Notons enfin, mais accessoirement, l'origine traumatique ou congénitale, ce qui plaide encore en faveur de l'identité des deux maladies. Toutefois, elles offrent des caractères différents, en rapport avec leur siége et les conditions anatomiques des organes envahis.

Nous n'accepterons donc pas le nouveau terme de *phlébartériectasie* comme caractérisant une maladie absolument distincte de l'*anévrysme cirsoïde,* ce que soutient Heine. D'un autre côté, nous ne confondrons pas cet anévrysme cirsoïde des membres avec la *phlébartérie ;* confusion faite par Krause, peut-être aussi par Schottin (1) (obs. XXIV), et qui tient à ce que les phénomènes éléphantiasiques signalés plus haut sont tout à fait analogues à ceux qu'on observe dans la communication artérioso-veineuse. Ils résultent d'ailleurs très-probablement des mêmes causes : circulation exagérée, action irritante du sang encore artérialisé sur les parois des capillaires dilatés et sur la membrane interne des veines.

(1) *In* Pitha et Billroth., *loc. cit.*

Pour être complet, nous ajouterons que des anévrysmes cirsoïdes ont été décrits au tronc, à l'épaule, au flanc, enfin à la fesse; mais nous n'avons rien à en dire au point de vue anatomique.

D'un autre côté, Virchow (1) signale des varices des artères viscérales, surtout de l'abdomen et du bassin.

Les artères splénique, rénale, mésaraïque ont présenté de ces dilatations cirsoïdes. On en a noté jusque dans le cerveau; enfin elles existent au plus haut point dans l'affection du corps thyroïde dit *goître anévrysmal.*

Rigot et Crisp ont décrit des anévrysmes par anastomoses chez le chien et chez le cheval. Les quelques auteurs vétérinaires que j'ai pu consulter n'en font pas mention (2).

Des faits exposés dans ce chapitre on peut tirer quelques conclusions générales :

1° L'anévrysme cirsoïde est une altération des troncs, des troncules, des artérioles et même des capillaires artériels. Cette altération atteint probablement aussi les vrais capillaires, les capillaires veineux et certainement les veines surtout aux membres.

2° La lésion est en quelque sorte caractérisée par un agrandissement du calibre des troncs, branches, rameaux ou ramuscules; par leur allongement, leurs flexuosités, enfin par des modifications subies dans la texture de leurs parois.

3° Les altérations macroscopiques et surtout l'allongement et les flexuosités sont d'autant plus accusés, qu'on examine des vaisseaux d'un plus petit calibre. De là, la formation de pelotons irréguliers, de masses vasculaires plus ou moins bien délimitées, les *tumeurs cirsoïdes.*

4° Les modifications des parois vasculaires le plus souvent notées paraissent être l'amincissement qui semble porter sur la tunique moyenne. Toutefois, depuis Robin, quelques auteurs ont trouvé un épaississement considérable de ces mêmes parois. Dans un fait tout récent (observation de la malade de L. Labbé),

(1) *Die Krankhaften Geschwülste,* 1867, Bd. III, S. 484.
(2) *Ibid.,* S. 486.

nous avons pu constater cet épaississement des parois vasculaires, au moins pour ce qui est des vaisseaux flexueux qui avoisinent la masse cirsoïde (1).

5° Le mode de genèse de ces altérations est très-diversement expliqué par les auteurs ; tous cependant paraissent être d'accord sur l'atrophie et sur l'amincissement *définitif* des parois vasculaires ; mais cet amincissement est-il primitif ou secondaire, et résulte-t-il ou non d'un processus irritatif ?

6° Pour Virchow, l'afflux plus considérable du sang donne naissance à une irritation primitive se traduisant par l'hypertrophie des vaisseaux atteints ; puis secondairement surviendrait une atrophie avec dégénérescence graisseuse. Telle était à peu près la théorie développée jadis par Broca à propos des varices anévrysmales, à laquelle il a renoncé.

7° Pour Heine, l'augmentation de pression sanguine, l'état de développement incomplet des vaisseaux nouvellement formés (au niveau de la tumeur érectile, ou de la cicatrice) donnent lieu à un processus régressif, s'étendant de la périphérie vers les branches ; d'où l'altération graisseuse des fibres musculaires de la paroi moyenne et même leur disparition, ce qui donne naissance à une dilatation en quelque sorte secondaire.

8° Enfin, pour Broca, la circulation plus facile du sang produit une diminution de tension, les parois artérielles muscu-

---

(1) L'artère examinée était une branche de l'auriculaire postérieure comparée à celle d'un sujet sain, elle offrait une épaisseur et un volume trois fois plus considérable. La paroi interne, détruite par une injection solidifiable, n'offrait rien d'anormal au moins dans ses couches excentriques.

La couche moyenne, considérablement épaissie ($0^{mm},1$), se composait de fibres musculaires lisses, disposées transversalement, séparées par quelques rares fibres élastiques. Autour des noyaux des fibres musculaires, on remarquait quelquefois des granulations graisseuses. La tunique adventice ou externe n'offrait rien d'anormal. On y voyait beaucoup de nerfs, ce qui est en rapport avec la richesse musculaire de la tunique moyenne.

L'artère, prise au même point sur un sujet sain, offrait aussi les mêmes détails de structure, sauf les granulations graisseuses. En résumé, il y avait là des phénomènes d'hyperplasie avec tendance à la régression. (*Laboratoire d'histologie du Collége de France.*)

laires et élastiques, véritables cœurs périphériques, comme on l'a dit et prouvé, s'atrophient parce qu'elles n'agissent plus; ici cette atrophie serait primitive.

Nous avouons que l'examen anatomique du fait de L. Labbé tend à plaider en faveur de la théorie de Virchow. Il se passerait là quelque chose d'analogue à ce qu'on observe pour le cœur, c'est-à-dire une hypertrophie excentrique assurant la fonction, puis une atrophie graisseuse.

CHAPITRE V

Les symptômes du début doivent fatalement varier selon l'origine même de la maladie.

Succède-t-elle à un traumatisme, celui-ci se guérit, et il s'écoule un certain temps entre l'apparition des phénomènes dus à la lésion artérielle et la cicatrisation complète de la blessure, ou bien encore la disparition des accidents de la contusion. Ce temps est très-variable d'ailleurs, mais on peut noter qu'en général il paraît assez long ; je dis *il paraît*, parce que les malades ne viennent guère consulter le chirurgien qu'au moment où la tumeur, bien développée, offre des battements incontestables, et a même quelquefois donné naissance à des hémorrhagies ; en un mot, lorsque l'affection est arrivée à sa période d'*état*.

Or, dans ces circonstances, n'est-il pas évident que la maladie a pu débuter bien plus tôt sans que les sujets s'en soient préoccupés, comme cela arrive si souvent lorsque l'anévrysme cirsoïde succède à une tumeur érectile ou à un nævus.

Dans le cas où l'anévrysme cirsoïde résulte de l'accroissement naturel d'une tache congénitale, ou bien lorsqu'il succède à l'apparition tardive d'une tumeur érectile, les phénomènes primitifs sont aussi très-obscurs. Les malades constatent bien l'existence du nævus sans y faire grande attention, mais ils ne peuvent jamais vous renseigner sur l'époque exacte de l'apparition de la tumeur et sur le moment où elle est devenue pulsatile. Toutefois, lorsque les battements apparaissent, ils inquiètent un peu plus les malades, et ceux-ci signalent parfois l'apparition de cor-

dons noueux pulsatiles autour de la tumeur. En résumé, dans
l'un comme dans l'autre cas, qu'elle résulte d'un traumatisme
ou de l'évolution naturelle d'un angiome, les symptômes du
début sont nuls ou presque nuls; tout au plus a-t-on signalé de
la gêne dans les mouvements, un peu de douleur, des battements (Burns), de la tension dans la partie atteinte.

A sa période d'état, les signes de l'anévrysme cirsoïde sont
bien accusés et ne peuvent guère tromper un observateur attentif. Ces signes sont presque tous d'ordre physique, et les phénomènes fonctionnels sont remarquables par leur peu d'intensité; cependant il y a quelques exceptions à cette règle
généralement admise.

Il existe une tumeur sous-cutanée, bosselée, proéminente vers
son centre, offrant un grand nombre d'irrégularités et des limites assez mal accusées. Dans certains points, sa circonférence
se confond insensiblement avec les tissus voisins; dans d'autres,
il existe une séparation nettement tranchée entre les parties malades et les parties saines.

La peau qui recouvre la tumeur présente souvent une coloration anormale et un aspect rugueux, éléphantiasique.

La couleur des téguments peut tenir à deux causes. Au début,
il peut exister un nævus cutané; plus tard il survient un amincissement du derme, d'où l'apparition de taches rouges violacées
ou bleuâtres, séparées fréquemment les unes des autres par des
portions saines ou même décolorées.

Des chirurgiens admettent que le nævus qui existait primitivement a pu disparaître quelque temps avant l'apparition de la
tumeur cirsoïde (Bruns). Cette évolution paraît avoir été constatée dans la seconde observation du mémoire de Gosselin.

Il est un fait qui n'est pas signalé par les chirurgiens, à savoir,
si la coloration due au nævus est plus souvent rouge que bleue?
En d'autres termes, si la tache ou la tumeur se rapproche plus
du type artériel que du type veineux? Théoriquement, ces dernières doivent être les plus rares.

La couleur de la peau est souvent modifiée par une hypertrophie pigmentaire plus ou moins irrégulière; parfois on a si-

TERRIER.   6

gnalé une desquamation épithéliale abondante (observation de L. Labbé).

Plus tard, avons-nous déjà dit, la peau mince, distendue par les vaisseaux sous-jacents, laisse apercevoir, par transparence, le sang qu'ils contiennent, et offre par places une coloration bleue plus ou moins accusée, selon l'état de minceur des parties superficielles.

Les bosselures de la tumeur, parfois soulevées à chaque diastole artérielle, présentent alors des battements, ou l'apparence de battements appréciables à la vue seule.

Au toucher, la tumeur est élastique et molle, fluctuante, surtout en certains points correspondant à des vaisseaux très-dilatés, ou peut-être à des ruptures, à des lacs sanguins, suivant l'expression adoptée.

Si l'on vient à presser la masse morbide, on voit qu'elle se vide plus ou moins rapidement selon son volume, et qu'elle finit même par disparaître ; elle est donc réductible.

Vient-on à cesser cette compression, la tumeur se remplit de nouveau avec une rapidité variable d'ailleurs. Il n'est pas très-rare d'y percevoir un frémissement vibratoire, un *thrill* assez accusé.

La main, appliquée sur la masse morbide, perçoit des pulsations isochrones à celles du pouls, pulsations tantôt très-accusées, tantôt au contraire beaucoup plus faibles, surtout vers le centre de la tumeur. Par le palper, on sent sous la peau comme des pelotons de ficelle, des paquets de vers, suivant l'expression de J. L. Petit, sensation comparable à celle que fournissent les paquets variqueux du varicocèle.

Lorsque l'anévrysme cirsoïde repose sur les os, et qu'on vient à comprimer et à vider les vaisseaux qui le forment, on sent que les parties profondes paraissent déprimées et creusées de sillons plus ou moins marqués. Ces sillons ne sont pas toujours en rapport avec des dépressions osseuses très-accusées; ils peuvent tenir au refoulement et à l'induration des parties molles situées autour des ectasies vasculaires, comme cela a été signalé depuis longtemps pour les varices. Toutefois des sillons creusés à la surface des os ont été vus à l'autopsie. (Fait de Clémot, rapporté par M. Verneuil.)

Les phénomènes révélés par l'auscultation sont des plus intéressants et ont joué un grand rôle dans l'interprétation des signes fournis par la maladie qui nous occupe.

Que l'on applique l'oreille nue ou armée du stéthoscope sur la tumeur, on entend un bruit de souffle manifeste, pouvant offrir deux types distincts : le type continu avec redoublements, ou bien le type intermittent.

D'après le professeur Gosselin, une même tumeur peut donner lieu aux deux symptômes précédents, selon que la pression du stéthoscope est plus ou moins forte. L'instrument est-il légèrement appliqué, le souffle est doux et franchement intermittent ; au contraire, appuie-t-on un peu plus, le souffle devient continu avec des renforcements ; on perçoit, comme l'a dit Robert, un bruit de rouet. Dans les deux cas où nous avons pu ausculter (1) des tumeurs de cette nature (faits de Panas et de L. Labbé), nous avons toujours perçu un bruit de souffle continu avec redoublements, très-analogue à celui qu'on entend dans l'anévrysme artérioso-veineux ; mais toutefois bien moins fort. Il est vrai que, chez la malade de Panas, le bruit continu intermittent changeait de type dans certains points et devenait un souffle intermittent ; telles sont au moins les assertions de M. Barety, auquel nous devons la relation de cette observation jusqu'ici inédite.

Est-ce à dire que la remarque du professeur Gosselin ne doive pas être prise en grande considération ? Tel n'est pas notre avis, et nous croyons que, pour bien juger la question, il faudrait comparer les résultats de l'auscultation à l'oreille nue avec ceux donnés par l'emploi du stéthoscope. Notons tout de suite que ce souffle ne s'entend pas seulement au niveau de la tumeur, mais qu'on le perçoit sur tout le trajet des vaisseaux dilatés qui arrivent à la production morbide. Quelquefois même il peut être suivi très-loin, et, dans une tumeur du crâne, par exemple,

______

(1) Avec un stéthoscope.

Robert a pu noter l'existence de ce bruit jusque dans les gros vaisseaux du cou, l'aorte et même le cœur.

D'après nous, il nous semble possible d'expliquer les modifications notées par les auteurs, à propos du bruit de souffle. La tension artérielle est-elle diminuée par suite d'une communication plus facile, mais graduelle des artères aux veines, il se produira un souffle intermittent plus ou moins accusé. Au contraire, cette diminution de tension résulte-t-elle d'une brusque communication d'un vaisseau artériel avec des capillaires très-dilatés, le souffle deviendra continu-intermittent. Que produit en effet une pression plus forte du stéthoscope sur les vaisseaux, si ce n'est une augmentation de la tension artérielle du côté du cœur et une diminution du côté opposé ?

Quoi qu'il en soit, nous ne pouvons accepter les opinions des chirurgiens qui se sont appuyés sur l'existence de ce souffle continu avec renforcements pour croire à la communication directe et anormale des artères avec les veines. C'est qu'en effet, et nous y reviendrons au diagnostic, le bruit de souffle continu avec renforcements n'est nullement pathognomonique de la varice artérioso-veineuse.

A la périphérie de cette tumeur, dont le volume est d'ailleurs très-variable et mal délimité surtout aux membres supérieurs ou inférieurs, se remarquent des cordons flexueux, d'un diamètre plus ou moins considérable, et dont les circonvolutions se rapprochent de telle façon, qu'il peut en résulter des sortes de tumeurs accessoires, donnant au toucher la sensation d'une grosse ficelle enroulée sur elle-même. Ces cordons offrent souvent des dilatations en ampoules.

Par quoi sont formés ces cordons ? Tous les auteurs sont d'accord pour les regarder comme des artères dilatées, et le fait paraît des plus probables. Nous avons vu, en effet, qu'ils sont pulsatiles et que l'auscultation permet d'y constater la présence d'un bruit de souffle continu ou continu-intermittent, ce qui indique l'existence d'un courant sanguin très-rapide, comme le courant artériel. D'un autre côté, le siége anatomique, la disposition de ces vaisseaux ne peuvent laisser de doutes au moins à la tête. Toutefois, à l'exemple de Letenneur (de Nantes), nous ferons quelques restrictions : et tout d'abord, les dilatations veineuses peuvent donner naissance à des cordons noueux analogues à des artères ; c'est là un fait bien connu. D'un autre côté, ces dilatations peuvent être le siége de battements et de souffle. Il suffit de se rappeler les phénomènes morbides de l'anévrysme artérioso-veineux, alors que le courant artériel pénètre jusque dans les veines et les dilate. J'ai fait ces remarques parce que, comme je l'ai dit à propos de l'anatomie pathologique, on ignore les modifications subies par les veines, dans les anévrysmes cirsoïdes de la tête, et qu'au contraire tous ces vaisseaux sont très-dilatés, variqueux et même agités de battements obscurs dans quelques faits d'anévrysme des membres que nous avons pu parcourir, et en particulier dans l'intéressante observation de Letenneur, de Nantes (1).

« Sur le dos de la main, dit l'auteur, les veines ayant la grosseur du doigt médius sont sinueuses, repliées sur elles-mêmes et ressemblent à un amas de grosses sangsues.

» Toutes les veines superficielles de l'avant-bras ont subi une dilatation aussi considérable, mais sont moins sinueuses que celles du dos de la main. Un *mouvement faible, mais appréciable, isochrone aux battements du pouls,* se fait sentir même dans les veines dorsales. » De plus, ces veines étaient le siége d'un frémissement ou *thrill* très-notable, et d'un bruit de souffle continu très-violent.

D'autres considérations, résultant de l'analyse des symptômes fournis par les tumeurs anévrysmoïdes de l'orbite (2), pourraient encore venir à l'appui de cette manière d'interpréter les phénomènes observés sur quelques-unes des dilatations vasculaires qui siégent autour des tumeurs cirsoïdes du crâne.

Les troubles fonctionnels ressentis par les malades sont en général peu marqués, toutefois ils dépendent beaucoup du siége occupé par l'anévrysme cirsoïde. A la tête, on a noté de la céphalalgie, un bruit de souffle plus ou moins fort, perçu par le

(1) *Bull. Soc. chir.*, 1859.

(2) Voy. Delens, Thèse de Paris, 1870, et *Arch. de méd. (Revue critique),* 1871, t. II, p. 174.

malade et pouvant même troubler son sommeil par son intensité. Parfois ce sont des battements incommodes, des éblouissements. Aux membres, les mouvements sont gênés, le segment
affecté est douloureux au toucher, lourd, surtout lorsqu'il occupe une position déclive, fait auquel les parties malades sont
bien plus souvent exposées qu'à la tête ; aussi ce dernier sym-
ptôme est-il resté inaperçu pour beaucoup d'observateurs, dans
les cas de tumeurs cirsoïdes du crâne ou de la face.

Dans certaines circonstances, les anévrysmes cirsoïdes paraissent avoir donné naissance à des douleurs névralgiques intenses ;
tel est le cas du malade du professeur Verneuil, chez lequel une
tumeur cirsoïde de la région occipitale avait déterminé une
névralgie cervico-occipitale des plus rebelles (Landouzy). Quelquefois, les malades ressentent dans la tumeur une sorte de
tension anormale, qui peut faire craindre l'imminence d'une
rupture et d'une hémorrhagie. Un des malades soumis à l'observation du professeur Gosselin, y éprouvait de temps à autre
une sensation de bouillonnement assez incommode, qui souvent
était le prélude d'une perte de sang. D'ordinaire, ces sensations
anormales sont en rapport avec la position affectée par le malade,
position telle, que la tumeur est le siége d'une congestion passive
par déclivité.

Les symptômes physiques et fonctionnels que nous venons de
passer en revue sont d'ailleurs très-variables, selon l'étendue de
la lésion, son siége, ses variétés, etc.

Tandis qu'à la tête on constate facilement tous les signes qui
caractérisent la tumeur cirsoïde proprement dite, avec des dilatations périphériques peu accusées, aux membres, au contraire,
l'élément pathologique qui domine souvent est la dilatation
artérioso-veineuse. Nous avons longuement insisté sur ce fait à
propos de l'anatomie pathologique. De plus, le membre offre
parfois un aspect éléphantiasique et une augmentation de volume
caractéristique ; enfin, comme dans l'anévrysme artérioso-veineux, on a noté une modification des sécrétions cutanées. Je ne
sache pas qu'on ait signalé des modifications dans l'accroissement des ongles ou des poils ; Letenneur ne l'a pas constaté
chez son malade.

A propos de l'influence de la position sur l'état de l'anévrysme cirsoïde, influence évidemment due à la stase sanguine, nous pouvons encore noter les phénomènes résultant de l'arrêt du sang artériel dans ces tumeurs.

Sous l'influence d'une compression exercée sur l'artère principale de la région où siége la masse morbide, artère donnant naissance aux ramifications dilatées qui l'irriguent, les battements disparaissent, le souffle diminue et finit par cesser, les bosselures s'affaissent; en un mot, la lésion se flétrit et se décolore. Dès que la compression cesse, tous les phénomènes disparus ne tardent pas à reparaître.

La compression des veines qui émergent de l'anévrysme cirsoïde produit des phénomènes inverses, c'est-à-dire une énorme exagération de la turgescence, des battements, du souffle, etc. ; cette compression dont l'effet n'a pu être étudié qu'aux membres, où elle est possible à appliquer, agit absolument comme la position déclive ou bien les efforts violents.

Du reste, il faut bien le remarquer, les auteurs insistent en général fort peu sur ces changements d'aspect, de causes en quelque sorte physiologiques.

Signalons encore les difformités auxquelles peut donner lieu l'anévrysme par anastomoses, difformités parfois très-gênantes lorsqu'elles siégent dans les parties découvertes, comme la face, le crâne, l'oreille.

La température des parties où l'anévrysme cirsoïde s'est développé, est plus élevée que celle des parties saines correspondantes ; cette différence est appréciable au toucher et au thermomètre.

« La température du membre malade, dit Létenneur, paraît au toucher plus élevée que du côté opposé. » Le professeur Gosselin a fait la même remarque. Chez la malade que nous avons pu observer dans le service de Léon Labbé, à la Pitié, la chaleur de l'oreille malade était évidemment des plus accusées ; et d'après les renseignements fournis par l'interne du service, M. Coyne, elle dépassait toujours d'un degré celle de l'oreille saine (côté sain 36°,8, côté malade 37°,6). Cette élévation de température se comprend facilement, vu la plus grande rapidité de la circulation artérielle dans les parties malades; il se passe là quelque chose de tout à fait analogue aux phénomènes qui suivent la section du grand sympathique et qui résultent aussi en grande partie de l'ectasie paralytique des vaisseaux dits *capillaires artériels* ou *veineux*.

La *marche* de cette affection est tantôt très-lente, tantôt, au contraire, très-rapide, « d'une rapidité effrayante, dit Robert ». Il me paraît résulter de la lecture des observations que j'ai pu recueillir que, d'abord assez lente jusqu'à l'apparition des accidents d'ulcération et d'hémorrhagie, l'affection augmentait dès lors avec une certaine rapidité et nécessitait, dans un temps très-rapproché, une intervention chirurgicale active. Toutefois je crois cette règle soumise à de très-nombreuses exceptions, aussi je n'y insiste pas.

Donc, plus ou moins rapidement, la tumeur envahit les parties qui l'entourent, les dilatations vasculaires périphériques gagnent des vaisseaux d'un plus gros calibre, dont les battements deviennent de plus en plus accusés. Est-ce à dire pour cela que les parois vasculaires soient déjà bien altérées? Robert ne le croit pas.

« Autour de la tumeur, dit-il, on trouve toujours des artères tortueuses et dilatées; mais il est difficile de préciser le point où cette altération se termine, soit parce qu'en deçà des téguments du crâne les artères devenues plus profondes se laissent moins facilement explorer, soit aussi parce que sur les confins de la lésion, les artères, sans être manifestement malades, sont le siége de battements très-prononcés et capables d'induire en erreur sur l'état de leurs tuniques. C'est ainsi que dans un cas où de fortes pulsations se faisaient sentir sur le trajet de l'artère carotide primitive, je n'ai été convaincu de l'intégrité de ce vaisseau qu'après l'avoir mis à découvert pour en pratiquer la ligature. »

Cependant, dans un fait tout récent (1), les pulsations énormes de la carotide, observées pendant la vie, se traduisent à l'autopsie (2) par une augmentation d'un tiers du diamètre de ce

(1) Celui de L. Labbé.

(2) Elle a été faite le 30 juin dernier, c'est-à-dire pendant la rédaction de ce travail.

vaisseau, ce qui contredit quelque peu les assertions de Robert.

Lorsque la lésion siége à la tête, la dilatation tend à envahir les artères qui se distribuent aux téguments du cuir chevelu, c'est-à-dire l'occipitale, les auriculaires, la temporale et la frontale; grâce aux anastomoses établies sur la ligne médiane, l'ectasie peut atteindre jusqu'aux artères du côté opposé. Ces remarques sont surtout dues à Robert.

Aux membres, l'altération semble se propager de la périphérie au centre; siége-t-elle à un doigt, elle gagne la paume de la main, puis le poignet, enfin elle peut atteindre les artères et les veines de l'avant-bras.

Si la tumeur se développe sur le tronc, elle peut, au moins dans certaines régions, gagner les parties profondes et intéresser des vaisseaux difficilement accessibles aux chirurgiens. Tel est le cas de la malade que nous avons pu voir dans le service de Panas. La tumeur, qui occupait la fesse droite, avait évidemment des prolongements du côté du bassin, et les artères naissant de l'hypogastrique étaient très-certainement altérées. En effet, par le toucher on sentait, du côté de la fesse malade et sur les parties latérales du rectum, une artère anormale du volume de la radiale et un anévrysme siégeant probablement sur la honteuse interne (1).

Certaines conditions, on peut dire physiologiques, influent sur la marche de ces tumeurs.

La grossesse a une action incontestable sur l'accroissement rapide de la production morbide : cette cause est notée par presque tous les observateurs ; elle était manifeste dans les deux cas de Panas et de L. Labbé.

Les règles exerceraient aussi une certaine influence sur la marche de cette maladie ; cependant le fait n'est pas aussi constant, et il est peut-être plus vrai de dire que l'époque des règles facilite l'écoulement sanguin quand il s'est déjà produit, ou bien même qu'elle détermine l'hémorrhagie quand la tumeur est ulcérée.

Dans ce dernier cas même, l'hémorrhagie a pu se reproduire

____

(1) Cette observation inédite m'a été communiquée par M. Barety.

d'une façon périodique, et être considérée comme *supplémentaire* des menstrues. Le phénomène se produisit trois mois de suite chez la malade de Panas, et pendant tout ce temps l'hémorrhagie par la voie naturelle fut suspendue. Il est vrai que la première fois la malade perdit beaucoup de sang et que cette hémorrhagie a pu empêcher l'apparition régulière des règles pendant un certain temps, d'autant plus que les époques successives auxquelles cette jeune femme eut des hémorrhagies ne coïncident pas absolument avec l'évolution régulière de sa menstruation.

Le volume de la tumeur augmentant, la peau s'amincit énormément, et laisse voir des dilatations bleuâtres, violacées, caractéristiques ; les téguments eux-mêmes s'altèrent, il se fait une fissure, une petite ulcération, et bientôt apparaît une hémorrhagie.

Celle-ci a lieu spontanément, ou bien sous l'influence d'un effort, comme celui que nécessite l'accomplissement régulier de nos fonctions (fait d'Adams).

Le sang qui s'écoule est du sang artériel, rouge vermeil ; parfois il forme un jet saccadé assez intense et jouissant d'une certaine force de projection. Toutefois, Robert fait remarquer que souvent la coloration du liquide sanguin est un peu moins vermeille que celle du sang artériel, et que son jet est certainement moins fort. Faut-il en conclure que ce sang est plutôt contenu dans des veines très-dilatées que dans des artères, comme le pense Letenneur, de Nantes ? Nous ne pouvons nous prononcer à cet égard.

Toujours est-il que cette hémorrhagie peut être très-abondante, et, si elle se renouvelle, elle peut entraîner la mort avec rapidité, ce qui est arrivé à un des malades observés par Breschet (1).

Le plus ordinairement, à une première hémorrhagie succède une période de calme ; en général, la perte sanguine est peu abondante et facile à arrêter. L'ulcération cutanée se guérit, ou bien il tend à se faire une cicatrisation sous-cutanée.

(1) On peut citer encore deux faits d'Adams et de F. M. Verneuil.

Le malade rassuré prend peu de précautions, puis tout à coup la croûte tombe, ou bien une nouvelle fissure apparaît et une deuxième hémorrhagie se produit. Celles-ci peuvent alors se succéder, et plonger le patient dans un état anémique profond.

Dans tous les cas, que ces hémorrhagies soient assez rares ou fréquentes, comme elles menacent incessamment les malheureux malades, ceux-ci ne peuvent sortir, et vivent dans un état d'anxiété déplorable. Aussi finissent-ils par se décider à réclamer l'intervention de la chirurgie; c'est cette cause surtout qui avait fait entrer la malade de L. Labbé à la Pitié.

Les anévrysmes cirsoïdes peuvent-ils rester stationnaires?

On en a signalé quelques cas; mais, à un moment donné, il peut survenir des accidents sérieux, telle est l'histoire du malade de Dupuytren opéré par lui en 1818 et réopéré par Robert en 1857!

A-t-on observé la guérison spontanée de cette affection? Quelques auteurs l'affirment, mais ces faits sont très-rares et contestables; ils appartiennent à J. Cloquet (1), L. E. Chevalier (2), Decès (3), Krakowitzer (4) et Gibson (5).

OBSERVATION XV. — L'observation de J. Cloquet est citée partout; il s'agit d'une « varice artérielle qui se développa au côté droit du crâne et de la face, régions qui avaient été fortement contusionnées. Les artères temporale et occipitale, énormément dilatées (quelques-unes avaient le volume du petit doigt), offraient des pulsations très-fortes, également perçues dans toutes leurs divisions, et isochrones aux battements des autres artères ». Aucun traitement actif ne fut suivi et, au bout de deux ans, les artères, revenues insensiblement sur elles-mêmes, étaient normales.

(1) *Acad. de méd.*, 11 mars 1851.
(2) *Journ. des conn. méd.-chir.*, 15 mai 1851, n° 10.
(3) Thèse citée, p. 30.
(4) Dans Holmes Coote, 1870, 2e édit., t. V, p. 542.
(5) *Institutes and practice of Surgery*, 1845.

A propos de cette observation, un autre fait fut signalé par L. E. Chevalier; le voici en quelques lignes :

OBSERVATION XVI. — Une pauvre femme, âgée de vingt-trois ans, présentait les lésions suivantes : « Les deux branches anté-
» rieures des artères temporales étaient saillantes sous la peau ;
» elles avaient un peu moins de volume que des tuyaux de
» plume ordinaires ; elles étaient contournées et repliées sur
» elles-mêmes comme des veines variqueuses ; les pulsations
» étaient isochrones à celles de la radiale, et très-puissantes. En
» aplatissant ces artères sous le doigt, je les trouvai logées
» dans un sillon profond, que je crus creusé dans la table
» externe de la boîte osseuse, mais qui n'était sans doute que le
» résultat de la dépression des tissus mous de l'épicrâne ; les
» branches postérieures des temporales et les principales divi-
» sions des occipitales présentaient une disposition toute sem-
» blable à celle observée au front. »

On ne put avoir aucun renseignement sur la cause de cette affection. Toujours est-il, c'est que deux ans après il n'en restait plus de traces.

Les deux faits signalés par Decès sont encore moins probants ; il s'agit, en effet, de *départements artériels* qui, sous une influence générale et à la suite de congestion vers l'encéphale, ont pré-senté une turgescence et des battements anormaux. Ces phéno-mènes durèrent très-peu de temps, et se terminèrent par la guérison.

Restent enfin les observations de Krakowitzer et de Gibson.

OBSERVATION XVII. — Le malade de Krakowitzer était un homme de quarante-cinq ans ; son affection était congénitale et avait atteint un grand développement sans donner lieu à des accidents. Les pulsations dont elle était animée disparurent ; la tumeur durcit, et le souffle perçu par le malade ne se faisait plus entendre tant qu'il restait au repos.

OBSERVATION XVIII. — Quant au fait de Gibson, il a été ob-servé chez un enfant. La tumeur était congénitale, occupait la tête, les battements étaient très-forts. On avait conseillé l'excision, lorsque l'enfant fut pris d'une maladie fébrile à la suite de laquelle les symptômes notés ci-dessus disparurent. Après la guérison, la peau qui recouvrait jadis la tumeur pendait comme une bourse vide.

En somme, de ces divers faits il n'y a guère que les deux derniers qui présentent une certaine probabilité, encore sont-ils trop incomplets pour qu'on puisse formuler une opinion bien arrêtée sur leur valeur.

Les phénomènes vasculaires rapportés par J. Cloquet, E. Chevalier et Decès, ne nous paraissent autres que des dilatations de troncs normaux sous une influence mal déterminée, très-probablement une paralysie vaso-motrice, comme le croit Heine.

CHAPITRE VI

On n'a pas souvent l'occasion de porter le diagnostic de l'anévrysme cirsoïde au début ; quelle que soit son origine, qu'il succède à un traumatisme, ou bien à une tumeur érectile, qu'il
soit spontané, il se développe toujours silencieusement, et passe
tout à fait inaperçu pour le malade lui-même. A peine ce dernier
ressent-il un peu de douleur, un peu de gêne dans la région,
surtout lorsque celle-ci est placée dans une position déclive.
Les premiers caractères qui frappent et le patient et le chirurgien sont la tuméfaction et les battements.

Le diagnostic doit donc être d'abord fait avec toutes les tumeurs animées de battements propres, et parmi elles nous signalerons particulièrement :

1° Les *tumeurs érectiles*, et surtout les *tumeurs artérielles à
battements* (anévrysme par anastomoses de beaucoup d'auteurs
anglais).

2° Les *dilatations anévrysmales*, anévrysmes spontanés ou
traumatiques.

3° Les *dilatations artérielles serpentines* (Cruveilhier) d'origine
sénile, caractérisées par l'hypertrophie, et les altérations athéromateuses des parois artérielles.

4° L'*anévrysme artérioso-veineux*, et surtout la *varice anévrysmale* (phlébartérie).

5° Certaines tumeurs malignes animées de battements et mal
désignées sous le nom de *fongus hématodes*.

Il sera impossible de confondre les tumeurs érectiles offrant
le type *veineux* (1) avec les anévrysmes cirsoïdes ; un caractère

(1) J'adopte ici les expressions de Broca, comme vraies cliniquement et ne

radical tend à les séparer, c'est l'absence de battements dans la tumeur veineuse, c'est l'absence de ces dilatations vasculaires périphériques, qui apportent ou emportent le sang de la production morbide.

Toutefois nous devons rappeler les deux faits cités par Broca, et dus l'un à Porta, l'autre à Demarquay. Dans ces deux cas, la tumeur érectile, qui offrait d'abord les signes cliniques de la tumeur veineuse, présenta ultérieurement des battements mal délimités, et donna naissance à des vaisseaux périphériques dilatés, enroulés comme dans l'anévrysme cirsoïde.

On peut dire, avec Broca, qu'il y avait là une transformation *naturelle*, mais rare, d'une tumeur érectile à type veineux en un anévrysme cirsoïde. Un certain nombre d'autres faits que nous avons parcourus, témoignent dans ce sens.

Le diagnostic des *tumeurs érectiles artérielles* animées de *battements* est plus difficile, mais aussi, plus fréquent à poser. Je ne parle ici que des tumeurs érectiles animées de battements, parce que ce simple fait de l'absence de toute pulsation dans les autres tumeurs érectiles, doit absolument suffire pour formuler un diagnostic précis. Une partie de ces tumeurs pulsatiles rentrent dans la fameuse classe des *anévrysmes par anastomose* de J. Bell; ce sont celles qui offrent tous les caractères du type érectile artériel, sans présenter de dilatations artérielles périphériques, ni de varices des veines efférentes (aux membres surtout). Au contraire, constate-t-on l'existence de ces caractères cliniques; on a affaire à une tumeur cirsoïde en voie de développement; c'est, suivant l'expression du professeur Broca, expression sur laquelle on ne saurait trop insister, une tumeur érectile pulsatile qui se transforme *naturellement* en anévrysme cirsoïde. Ce sont ces tumeurs en voie de transformation qui ont surtout attiré l'attention de Ch. Robin et de Gosselin, et dont ils ont essayé de faire, l'un un type anatomo-pathologique, l'autre un type clinique nettement défini.

préjugeant en rien sur l'anatomie de ces tumeurs qui peut-être sont des angiomes caverneux (Virchow, Cornil et Ranvier).

En résumé, une tumeur réductible, susceptible de turgescence, violacée ou rouge, quelquefois sous-cutanée, avec battements, sans dilatations serpentines appréciables à la périphérie, ni dans l'intérieur de la masse morbide, voilà la *tumeur érectile pulsatile*. Au contraire, une tumeur pulsatile, violacée ou rouge, quelquefois sans coloration anormale des téguments, présentant des dilatations vasculaires dans sa trame et à sa périphérie, des varices artérielles, comme on l'a répété depuis Dupuytren, voilà la combinaison de deux types cliniques, la tumeur cirsoïde avec les varices artérielles périphériques, soit : l'*anévrysme cirsoïde*.

Mais cet ensemble peut se dissocier en partie, ou plutôt se modifier, c'est-à-dire que la tumeur cirsoïde peut être le fait prédominant, comme cela s'observe surtout à l'extrémité céphalique ; ou bien, au contraire, les dilatations artérielles et même veineuses prendre des proportions énormes, comme on le remarque plus particulièrement aux membres. De là, des difficultés de diagnostic sur lesquelles nous insisterons un peu plus loin.

La confusion avec l'*anévrysme ordinaire* ne nous paraît guère possible. En général, la tumeur anévrysmale siége sur des artères de premier ou de second ordre; dans tous les cas, elle forme une masse assez bien limitée, arrondie, à parois rigides, peu dépressibles, vu les caillots que contient la poche artérielle. D'ordinaire enfin, l'artère sur laquelle on a vu l'anévrysme n'offre pas de modifications dans sa direction et dans ses rapports; toutefois, il faut noter qu'elle peut se dilater et qu'on a vu cette dilatation gagner quelques branches voisines; mais elle est en général très-limitée.

Il est vrai que dans un cas de section probable d'une artère, avec production d'une poche qui ne pouvait être qu'un anévrysme diffus circonscrit, le professeur Broca (1) paraît avoir observé des dilatations artérielles extrêmement développées. Mais ce fait est trop complexe pour pouvoir être interprété de cette façon, et les symptômes cliniques de la maladie paraissent se rapporter à l'anévrysme cirsoïde tel que nous l'avons décrit

(1) *Soc. de chirurg.*, 11 août 1869.

dans le précédent chapitre. Je puis ajouter que l'aspect extérieur de la tumeur que j'ai pu voir à la Société de chirurgie, était celui d'une production cirsoïde artérielle, dans l'intérieur de laquelle il s'était probablement fait des ruptures, des *lacs sanguins* (?).

Très-exceptionnellement, l'anévrysme cirsoïde pourra être confondu avec des *dilatations serpentines séniles* des artères. Comme Cruveilhier, je comprends sous ce nom ces dilatations vasculaires, si fréquentes chez les vieillards et qui sont la plupart du temps symptomatiques de l'athérome artériel. Un premier caractère différentiel à noter, c'est donc l'âge avancé des sujets chez lesquels on peut observer cette affection, ou, pour mieux dire, chez lesquels des symptômes dus à cette lésion pourront être pris pour ceux des anévrysmes, ou des anévrysmes cirsoïdes. Nous avons plus haut cité un fait anatomo-pathologique singulier de J. Cloquet, qui paraît se rapporter à cette altération sénile, les dilatations et les inflexions siégeaient sur les iliaques primitives et arrivaient jusqu'à un demi-pouce au-dessus de l'arcade fémorale.

Déjà, en 1856, à propos du diagnostic des anévrysmes, le professeur Broca rapprochait des *varices artérielles* (anévrysmes cirsoïdes) « certaines tumeurs constituées par la dilatation locale » d'une grosse artère qui s'allonge et s'élargit à la fois, et qui » décrit deux ou trois flexuosités assez rapprochées l'une de » l'autre pour simuler un anévrysme » (1).

Le professeur Broca en avait vu un cas à la clinique de Laugier chez un homme de cinquante-cinq ans; les inflexions artérielles siégeaient à la région inguinale et avaient été prises pour un anévrysme du pli de l'aine. Dans une autre circonstance, la tumeur apparaissait à la partie inférieure du cou; elle résultait d'une augmentation de longueur et d'une inflexion du tronc brachio-céphalique; on l'avait aussi considérée comme un anévrysme carotidien.

La même année, le professeur Nélaton (2) fit une leçon cli-

(1) *Des anévrysmes,* p. 86.
(2) *Gaz. des hôpit.,* 1856, p. 601.

TERRIER.   7

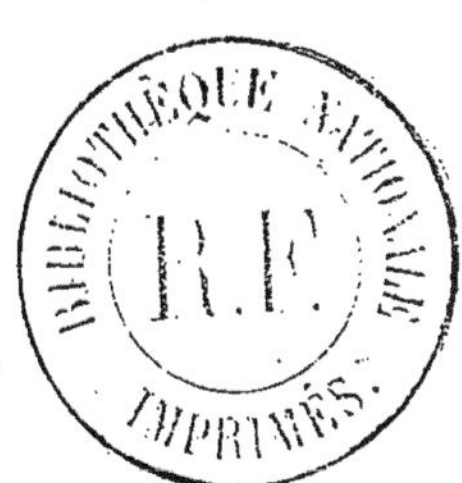

nique sur ce sujet ; il s'agissait d'une tumeur axillaire ressemblant à un anévrysme, tumeur produite par des *flexuosités* artérielles.

OBSERVATION XIX. — Le malade était un vieillard de soixante-six ans: à la suite d'une chute, il ressentit une vive douleur dans le bras droit et y constata l'existence d'une tumeur pulsatile.

Celle-ci, située dans l'aisselle droite, avait le volume d'un petit œuf de pigeon ; elle occupait la paroi externe de l'aisselle, sur le trajet de l'artère axillaire. Mal circonscrite, un peu allongée, la tumeur présentait des battements énergiques et de l'expansion ; on la réduisait soit par une pression directe, soit en comprimant la sous-clavière. A l'auscultation, on percevait un souffle intermittent.

Cette tumeur, qu'on était porté à prendre pour un anévrysme, présentait toutefois des anomalies : elle était mal délimitée, irrégulière, comme fractionnée, bien que petite ; or, ces symptômes et un examen attentif indiquèrent qu'on était en présence d'une flexuosité artérielle, simulant deux courbes brusquement coudées, flexuosité formée par l'axillaire.

D'ailleurs, les autres artères de l'économie offraient de nombreuses flexuosités, ce qui se rencontrait aussi dans le cas signalé par Broca.

Jusqu'ici, ces inflexions anormales ne pouvaient être confondues qu'avec une tumeur anévrysmale, le souffle qu'on y percevait était peu intense et intermittent ; dans le fait de Broca, il est vrai, il y avait un léger frémissement de la tumeur. Mais dans une observation récente recueillie chez Demarquay (1), les

(1) Fouilloux, *Dilatation humérale avec thrill.* — *Autopsie (Gaz. hebd.,* 8 avril 1870, 2ᵉ sér., t. VII, nᵒ 14, p. 213). — L'humérale avait le calibre de l'iliaque externe. Ses parois rouges, malades, épaissies, offrent des plaques athéromateuses. — Cet état des artères était généralisé. Le sujet, âgé de cinquante-cinq ans, était alcoolique. — L'auteur cite un autre fait observé chez Jaccoud, il s'agissait d'une dilatation aortique double.

symptômes se rapprochaient beaucoup de ceux de l'anévrysme variqueux, par conséquent de l'anévrysme cirsoïde.

Nous avons cru devoir signaler ce fait à cause des phénomènes pathologiques singuliers qui l'ont caractérisé, et qui démontrent, d'une façon nette, que le *thrill* et le souffle continu avec renforcements ne caractérisent nullement une communication artérioso-veineuse anormalement développée. Cette remarque est importante pour la discussion qui va suivre, à propos du diagnostic différentiel de l'anévrysme cirsoïde et de l'anévrysme artérioso-veineux, question difficile à éclaircir avec certitude.

Lorsque les phénomènes caractéristiques de l'anévrysme cirsoïde résultent de l'évolution d'une tumeur érectile, d'un *nævus*, ils sont assez faciles à reconnaître, aussi le diagnostic se fait-il très-simplement ; mais, dans les cas où la lésion succède à un traumatisme, la question devient complexe, et doit être étudiée avec soin.

Parmi les auteurs qui s'en sont le plus préoccupés, nous devons citer Robert ; ses remarques ont été faites surtout à propos des anévrysmes cirsoïdes du cuir chevelu, qu'il s'est efforcé de différencier des anévrysmes artérioso-veineux ou des phlébartéries occupant la même région.

On peut dire tout d'abord que les faits de véritables anévrysmes artérioso-veineux des téguments du crâne paraissent fort rares. Robert n'en cite que trois, et encore l'une de ces observations est-elle très-contestable, puisqu'il s'agit du malade de Rufz à propos duquel A. Bérard lut un rapport à l'Académie de médecine (1). Discutant le diagnostic de Rufz, Bérard croit à l'existence d'une tumeur cirsoïde. Voici ce premier fait :

OBSERVATION XX. — Un mulâtre, âgé de trente-huit ans, portait depuis environ quinze ans, au « côté gauche de la face, des tumeurs qui se prolongeaient jusque sur le sommet de la tête. La plus volumineuse de ces tumeurs s'étend de haut en bas, du tragus à l'angle de la mâchoire, et d'arrière en avant depuis l'oreille jusqu'au bord antérieur du masséter ; cette tumeur est

(1) En 1838.

arrondie et grosse comme une pomme d'api ordinaire ; au-dessous d'elle se trouve une tumeur de même forme, mais plus petite ; celle-ci est à son tour surmontée par un grand nombre d'autres qui toutes se suivent comme les grains d'un chapelet. Ces tumeurs occupent les régions temporale gauche, frontale et crânienne, presque jusqu'à l'occiput ». D'après Rufz, ces masses seraient visiblement formées par le développement énorme des veines temporale, frontale, pariétale et même occipitale du côté gauche. La frontale droite et quelques rameaux de la temporale du même côté y participent un peu.

Ces tumeurs sont molles, fluctuantes, sous-cutanées, recouvertes par le tégument très-étendu. « Elles sont le siége d'un bruissement anévrysmatique très-sensible au doigt et à l'oreille, et qui se fait sentir dans presque toutes, mais plus fortement dans les plus grosses. »

La compression de la carotide gauche fait cesser le bruit, les tumeurs s'affaissent ; les phénomènes de turgescence du côté de la masse morbide se produisent sous l'influence de la compression de la jugulaire.

Le malade, qui ne souffre pas de cette affection, entend constamment un bruit de forge. Cette affection, qui date de quinze ans, résulte d'une plaie faite par une bouteille au devant de l'oreille. Rufz croit à la blessure de la carotide externe.

La seconde observation de Robert est plus probante, puisque l'intervention chirurgicale a pu nettement démontrer la nature de l'affection que présentait le malade. Elle est due à Gabe de Masarellos.

Observation XXI. — Un étudiant reçoit un coup de sabre dans la région temporale droite, en 1835. Il y eut hémorrhagie, on fit une suture. Quelques jours après, sifflements dans l'oreille correspondante et tumeur élastique, indolente, pulsatile, à l'extrémité inférieure de la cicatrice. Elle augmente peu à peu, les veines temporale et frontale se dilatent et présentent des pulsations vibratoires. Dix mois après l'accident, on tente la ligature de la carotide interne, mais le vaisseau mis à nu étant très-dilaté, on ne la fait pas.

Chélius fut consulté le mois suivant et constata : « une tu-
» meur bleuâtre à bords inégaux, située près du lobule auri-
» culaire, du volume d'une noix, offrant des pulsations vibra-
» toires isochrones au pouls et visibles de temps en temps à
» l'œil nu. L'oreille y percevait un bruissement particulier ana-
» logue au souffle placentaire et s'irradiant dans la veine tempo-
» rale très-dilatée. Les veines frontales, également très-volumi-
» neuses, avaient creusé de profonds sillons dans l'os frontal. La
» compression de l'artère carotide primitive ou de la temporale
» au-dessous de la tumeur l'effaçait complétement, faisait cesser
» le bruissement et les pulsations, et disparaître la saillie des
» veines dilatées. La compression temporale au-dessus de la tu-
» meur rendait celle-ci plus dure, plus tendue ; les pulsations
» devenaient plus obscures ».

Chélius diagnostique un anévrysme variqueux, essaye la
compression, enfin lie la carotide primitive (18 janvier 1836).

Tout d'abord amélioration, puis récidive du mal. Cinq ans
plus tard, Walther et Stromeyer (de Munich) virent le malade ;
la tumeur offrait les caractères déjà décrits ; les veines du côté
droit étaient très-dilatées. La veine blessée était oblitérée au-
dessous de la blessure, les battements de la carotide liée précédemment étaient revenus, la [carotide interne était dilatée
derrière l'angle de la mâchoire ; pas de battements dans la temporale au-dessus du sac anévrysmal. Maux de tête violents.

L'opération de l'anévrysme par la méthode ancienne est faite
le 3 mai 1842 : « La carotide fut comprimée contre l'angle de la
» mâchoire ; un aide refoula de haut en bas le sang des veines
» dilatées pour tendre plus complétement le sac, et Stromeyer
» ouvrit le sac par une incision transversale de deux pouces et
» demi.

» Les parois veineuses du sac étaient peu épaisses ; l'incision
» donna issue à une grande quantité de sang liquide et les vei-
» nes dilatées se vidèrent. La compression fut cessée ; le sang
» sortit alors de la partie inférieure du sac par un jet saccadé.
» On tenta vainement de placer une sonde dans la lumière du
» vaisseau artériel ; mais la varice se prolongeait en forme d'en-
» tonnoir dans la substance de la carotide (?). Le chirurgien

» posa donc la ligature sûr la partie inférieure du sac veineux
» aussi près que possible de l'endroit où il entrait dans la caro-
» tide. Le sang artériel cessa de jaillir de la partie inférieure,
» mais un jet apparut à la partie supérieure provenant sans
» doute de l'artère auriculaire postérieure. Cette artère fut
» liée. »

Les pulsations au-dessous de l'oreille ont cessé ; la plaie est
couverte de bourgeons charnus. Le 21 juin, guérison complète.

Reste un troisième cas, observé par Laugier, ici il y eut un
examen anatomique de la lésion et la pièce fut déposée au Musée
Dupuytren (1).

OBSERVATION XXII. — Femme de vingt-deux ans ; en 1849,
elle reçoit un coup de poing sur la région occipitale gauche, au niveau de l'oreille, pas de plaie primitive. Au bout de quatre mois,
elle offrait dans la région blessée une tuméfaction diffuse, large
comme la paume de la main, parsemée de bosselures molles et
fluctuantes. « Au toucher, on y sentait un frémissement vibratoire
» et des mouvements d'expansion et de resserrement isochrones au
» pouls. L'auscultation y faisait percevoir un susurrus continu
» saccadé, dont les redoublements coïncidaient à la systole du
» cœur. Ce bruit avait son maximum d'intensité au niveau du
» bord postérieur de l'apophyse mastoïde ; il était également
» très-marqué dans la région parotidienne. Enfin la compression
» exercée sur l'artère auriculaire, derrière le conduit auditif,
» faisait disparaître le frémissement, le susurrus et l'expansion. »
Cette circonstance avait éclairé le diagnostic et fait entrevoir la
possibilité de lier l'auriculaire avec avantage.

La malade étant enceinte, ne fut pas opérée ; pendant quatre
mois, état stationnaire de la maladie. — Elle accouche et meurt.

Autopsie. — Une injection poussée par la carotide remplit les
artères et les veines du cuir chevelu. Il y avait une communication entre l'artère auriculaire et sa veine satellite postérieure.

(1) Dans le Mémoire de Robert, p. 18, et *Traité d'anat. path.* de J. Cruveilhier, t. II, p. 741.

Cette communication avait lieu à trois travers de doigt en arrière
du conduit auditif externe : la perforation est assez large pour
permettre l'introduction d'un stylet ordinaire ; l'artère auriculaire postérieure est sinueuse et dilatée depuis son origine jusqu'au lieu de la perforation : au delà de ce point, elle est dans
l'état normal. Les parois de l'artère sont épaissies ; rien aux artères occipitale et temporale. Les deux veines auriculaires et
leurs divisions étaient considérablement dilatées : la dilatation
était surtout remarquable dans les veines occipitale et temporale, qui étaient en même temps très-flexueuses ; la même disposition existait, quoiqu'à un degré moindre, sur toutes les veines
sous-cutanées du même côté et même sur celles du côté opposé.

Comme on le voit par la lecture attentive de ces diverses observations, les caractères assignés à l'anévrysme cirsoïde se rapprochent beaucoup de ceux que nous voyons se développer à la
suite de communications artérioso-veineuses.

Dans les deux cas existent des tumeurs sous-cutanées, bosselées, fluctuantes, plus ou moins diffuses, d'où s'irradient des
vaisseaux parfois très-dilatés, considérés comme les artères de la
région lors d'anévrysme cirsoïde, regardés comme des veines
dilatées, artérialisées, lors de communication artérioso-veineuse.
Or, il est évident pour nous qu'en dehors d'un examen anatomo-
pathologique, comme celui qui fut fait par Stromeyer et Laugier, il peut être impossible de déterminer exactement la nature
des vaisseaux sinueux, dilatés, signalés dans ces divers cas.

J'ai pu étudier la question plus longuement à propos des *tumeurs
anévrysmoïdes* de l'orbite, et je puis affirmer que des veines péri-
orbitaires dilatées ont été prises tantôt pour des artères, tantôt
pour des veines. Je n'en citerai pour curieux exemple que le fait
rapporté par Laburthe dans sa thèse (1). Il croit à l'existence
d'une *tumeur cirsoïde de l'orbite;* il note des dilatations vasculaires artérielles, et en particulier l'ectasie de l'artère frontale ;
ses assertions sont acceptées par Wecker, *qui a vu* le malade (2).

(1) Thèse citée, obs. XII.
(2) Il relate ce fait dans son *Traité,* 1868, 2ᵉ édit., t. I.

Puis, *la même année*, les faits de Nunneley sur les dilatations de
veine ophthalmique étant mieux connus, Wecker lui-même (1)
n'hésite pas à rapporter comme un exemple confirmatif des vues
de Nunneley, *ce même cas* du service de Desormeaux; c'est-à-dire
que l'artère frontale dilatée et variqueuse était devenue une varice de la veine préparate!

Les signes fournis par la palpation et l'auscultation ont-ils
beaucoup plus de valeur? Robert l'affirme, et je le crois aussi.

Dans l'anévrysme cirsoïde, tous les points envahis sont agités
de battements assez violents, d'autant plus marqués que les
varicosités artérielles sont plus abondantes. Au contraire, dit
Robert (2), l'anévrysme artérioso-veineux offre des pulsations plus
circonscrites et moins énergiques; de plus, on ne les perçoit
guère qu'au voisinage du lieu où a porté le traumatisme; c'est
en ce point qu'elles ont leur maximum d'intensité.

Cette localisation des pulsations se remarque aussi pour le
bruit de souffle continu-saccadé, comparé au bruit de rouet; en
effet, tandis qu'il peut s'étendre à toute la tumeur dans l'anévrysme cirsoïde, il reste bien plus circonscrit dans la varice anévrysmale. Souvent aussi, d'après les recherches du professeur
Gosselin, le bruit de souffle, perçu en auscultant la tumeur cirsoïde, serait franchement intermittent, surtout si l'on a soin de
prendre toutes les précautions nécessaires pour ne pas comprimer trop fort la masse morbide avec le pavillon du stéthoscope.

Enfin, dit Robert, si l'on sait quelle est l'artère blessée dans
l'anévrysme artérioso-veineux et qu'on vienne à la comprimer
entre la tumeur et le cœur, on fait cesser les battements, le susurrus, et la tumeur disparaît. Vient-on, au contraire, à comprimer l'artère entre les capillaires et la tumeur, celle-ci devient
plus tendue et plus rénitente. C'est ce qu'on a observé, en effet,
dans le cas de Gabe. Il est vrai qu'il ne sera peut-être pas toujours facile de déterminer avec exactitude le vaisseau lésé, et
d'ailleurs comment agir sur lui, si c'est une artère courte, pro-

____

(1) A la Société ophthalmologique d'Heidelberg (*Ann. d'oc.*, 1869, t. XLI,
page 185).

(2) *Loc. cit.*, p. 15.

fondément située, par exemple, une des auriculaires antérieures qui est intéressée ?

Dans l'anévrysme cirsoïde, au contraire, la compression limitée à un seul point ne suffit nullement pour faire disparaître les symptômes ; il faut agir sur le tronc d'origine du département artériel, dans le cas actuel sur la carotide primitive.

D'après le professeur Gosselin, la forme bosselée, arrondie irrégulièrement de la tumeur cirsoïde, différerait beaucoup de celle qui résulte de la présence d'un sac anévrysmal, ce dernier étant allongé et uniformément dilaté. Mais ce sac peut manquer, auquel cas il n'y aurait pas de tumeur bien accusée.

Malgré ces caractères distinctifs, qui certainement ont une grande valeur, beaucoup de chirurgiens pensent encore à l'existence de communications artérioso-veineuses, lorsqu'ils auscultent une tumeur cirsoïde, précisément parce que le souffle ou le thrill offre en certains points des *maxima* d'intensité.

Ce n'est certes pas là une raison valable, puisque, comme on le sait, le souffle continu avec redoublement et le *thrill* sont perçus dans bien d'autres circonstances que dans celles d'une communication artérioso-veineuse.

Cependant ces signes sont assez importants pour que Virchow suspende son diagnostic dans un grand nombre des cas regardés comme des anévrysmes cirsoïdes, et ne puisse affirmer s'ils n'ont pas pas été compliqués à une époque donnée d'un anévrysme artérioso-veineux.

Il est bon d'ajouter qu'un des éléments du diagnostic différentiel peut se déduire de la marche de ces deux affections. L'anévrysme cirsoïde envahit les parties voisines, et reste très-rarement stationnaire ; ce serait au contraire la règle dans l'anévrysme artérioso-veineux. Il est vrai que le fait de Stromeyer ne plaide pas beaucoup en faveur de cette distinction, car la tumeur augmentait peu à peu ; toutefois il serait facile de constater que ce sont les veines qui se dilatent de proche en proche (?).

Enfin, les hémorrhagies presque fatales des tumeurs cirsoïdes sont très-rares dans les anévrysmes artérioso-veineux, cependant elles peuvent se produire (Prescott Hewett).

Si la question de diagnostic différentiel que nous venons d'ex-

poser est encore assez facile à résoudre pour les anévrysmes cirsoïdes du cuir chevelu ou de la face, elle est bien plus obscure
lorsqu'il s'agit des membres supérieurs ou inférieurs.

Dans un certain nombre de faits cependant, il n'y a pas de
doutes à avoir sur la nature de l'affection en présence de laquelle
on se trouve ; il existe une tumeur offrant tous les caractères
assignés à la tumeur cirsoïde, pulsations, souffle, bosselures, etc.;
des artères flexueuses s'y distribuent ; des veines plus ou moins
volumineuses en partent ; enfin, on a comme antécédent fourni
par les malades l'existence d'un *nœvus* congénital ou développé
vers la puberté.

Tel est le cas d'un petit garçon soumis à l'observation de
Nélaton, qui présentait un *anévrysme cirsoïde de la collatérale
interne du doigt indicateur de la main droite* succédant à un
nœvus (1). Tel est peut-être le premier fait rapporté par Cocteau
dans son mémoire (2), puisque l'affection avait débuté dès l'enfance et qu'il s'agissait d'un homme de cinquante-six ans. Chez
ce malade les dilatations vasculaires remontaient jusqu'à la
paume de la main, et les veines étaient très-dilatées. Un cas
analogue avec tumeur précédée de *nœvus* a été relaté par Gosselin
dans son travail (3); un second fait déjà cité est dû à Fergusson (4).

Une autre circonstance peut se présenter au clinicien : l'anévrysme cirsoïde, bien que congénital, n'a pas été précédé de
nœvus; tel est le cas de Ghérini (5) pour le membre supérieur,
tels sont les faits d'Adams (6) et de Cocteau (obs. II), dans lesquels
il existait une véritable hypertrophie du membre inférieur
malade.

Ici on peut penser à un anévrysme artérioso-veineux congénital
et développé spontanément; mais n'est-ce là qu'une hypothèse ?

(1) *Gaz. des hôpit.*, 1855, p. 349.
(2) *Loc. cit.*, p. 669.
(3) *Loc. cit.*, p. 663, obs. I.
(4) *Med. Times and Gaz.*, 1851, obs. XIV, citée.
(5) Déjà cité, obs. V.
(6) Ibid., obs. VI.

Un fait de Prescott Hewett (1), publié sous le titre de *Varice anévrysmale congénitale*, paraît démontrer la possibilité de cette lésion.

OBSERVATION XXIII. — C'est une jeune fille de dix-sept ans, qui depuis sa naissance avait la cuisse droite plus volumineuse que la gauche, et dont les veines étaient plus développées. Ces varices et l'hypertrophie du membre gagnèrent le pied et la jambe. Il y eut plusieurs hémorrhagies par ulcération des veines variqueuses du pied.

La veine fémorale très-développée présentait au toucher un frémissement vibratoire (*thrill*) très-accusé, qui se prolongeait jusqu'au niveau de l'embouchure des deux veines iliaques dans la veine cave. Un bruit de souffle continu très-intense s'entendait sur le trajet de la veine fémorale jusqu'au même point. On chercha à combattre l'ectasie veineuse par des sutures sur des épingles. De tous ces signes, Prescott Hewett conclut à l'existence d'une communication entre l'artère iliaque primitive droite et la veine correspondante ; cette phlébartérie serait congénitale. A la suite de cette observation, Prescott Hewett en rapporte deux autres, qui ne sont nullement démonstratives.

Il est de toute évidence que des faits de cette nature sont excessivement rares et ne peuvent entrer en ligne de compte dans un diagnostic pratique ; il suffit donc de les signaler. Souvent, l'anévrysme cirsoïde des membres succède à une lésion traumatique, et comme celle-ci a pu donner naissance à une communication primitive ou secondaire entre une artère et une veine, beaucoup de chirurgiens ont cru que les phénomènes ultérieurs d'ectasie artérioso-veineuse tenaient à cette phlébartérie. Dans un cas de Schottin (2), l'existence de l'anévrysme artérioso-veineux paraît en effet probable.

OBSERVATION XXIV. — Femme de soixante-cinq ans. A l'âge de dix ans, en cassant une branche d'arbre, elle se contond le côté

(1) *Lancet*, Feb. 2, 1867.
(2) Dans Pitha et Billroth, *loc cit.*, p. l 9 3.

interne (?) du talon de la main. Il resta une tumeur grosse
comme une noisette qui augmenta peu à peu. Schottin admet
qu'il y eut une ulcération et une communication secondaire
entre la veine céphalique du pouce et l'artère radiale; en effet,
la compression exercée sur l'artère humérale arrêtait le sang
dans la radiale, celle-ci se vidait, et on la remplissait de nouveau
en exerçant des frictions sur la veine céphalique. Cessait-on
la compression de l'artère humérale, le sang se précipitait
de l'artère dans la veine, et les doigts du chirurgien appliqués sur ce vaisseau y percevaient une sensation de chaleur,
comme s'ils avaient été en rapport avec un jet d'eau chaude. Le
souffle continu avec renorcements ressemblait à un bruit de
tambour voilé; les veines étaient très-variqueuses. Tous les
troncs artériels étaient dilatés jusqu'à la sous-clavière et présentaient de petites dilatations anévrysmales sur leur parcours.

Mais, il faut bien le dire, les faits d'anévrysmes artérioso-veineux des membres, sont assez généralement faciles à diagnosti-
quer. On a les antécédents fournis par le malade, une plaie a été
faite sur le trajet des vaisseaux, souvent c'est une saignée mal-
heureuse, d'autres fois un coup de feu, etc. Avec la dilatation
vasculaire artérielle et veineuse, on constate, soit la présence
d'une tumeur circonscrite, soit l'existence d'une très-légère
ectasie veineuse animée de battements, avec *thrill* et souffle
continu avec renforcements, se prolongeant dans les vaisseaux
voisins et dans le sens du courant sanguin.

Cependant, si la plaie primitive siége vers l'extrémité du
membre, au doigt par exemple, la dilatation vasculaire voisine
peut être telle qu'il soit impossible d'affirmer l'existence ou la
non-existence d'une phlébartérie primitive, ayant donné ultérieurement naissance à la dilatation cirsoïde des rameaux du
membre tout entier. Cette question théorique a été déjà discutée
au chapitre consacré à l'anatomie pathologique, et nous avons
vu que dans un fait de Krause (1), cet auteur croyait à une
phlébartérie profonde de la paume de la main, alors qu'il n'er

(1) Obs. XI.

existait nulle trace à l'autopsie. Faut-il admettre, comme il le croit, que cette lésion peut se guérir, et que l'ectasie artérielle, capillaire et veineuse continue son évolution ? Nous ne pouvons répondre à cette question, au moins d'une façon catégorique; toutefois, lorsque la lésion traumatique date d'un certain temps, lorsque les accidents se sont montrés peu à peu, il y a toute chance pour avoir affaire à un anévrysme cirsoïde. Au contraire, l'affection a-t-elle marché vite; est-il apparu rapidement une petite tumeur au milieu du niveau du point lésé, celle-ci était-elle le siége d'un souffle et d'un frémissement vibratoire, il est évident qu'il s'agit plutôt d'un anévrysme artérioso-veineux, ou bien d'une simple varice anévrysmale : cela dépend, on le sait, de l'existence ou de la non-existence d'un sac anévrysmal.

Le *cancer hématode,* a-t-on dit, peut être confondu avec l'anévrysme cirsoïde; j'avoue qu'il faudrait y mettre une certaine bonne volonté. Peut-être des fongus nés des os du crâne ou de la dure-mère pourraient-ils offrir quelques signes des tumeurs cirsoïdes; mais leur irréductibilité ou leur réductibilité très-incomplète, leur mode de développement, l'âge des malades, les douleurs, sont, je crois, des caractères distinctifs suffisants pour empêcher une erreur de diagnostic.

Nous signalerons aussi l'existence des tumeurs pulsatiles des os des membres, anévrysmes des os, ou bien tumeurs malignes avec prédominance des vaisseaux. Ici encore les caractères de ces lésions, leurs relations incontestables avec les os et surtout les extrémités osseuses, ne permettent guère de poser un diagnostic différentiel didactique.

Lorsque l'anévrysme cirsoïde siége au crâne, il peut être confondu avec une *encéphalocèle* et réciproquement. Telle est l'opinion du professeur Gosselin, auquel nous empruntons une partie de ce qui suit.

Le siége de ces deux affections peut être le même, « elles peuvent se rencontrer l'une et l'autre sur les confins du crâne et de la face », enfin toutes deux sont pulsatiles et réductibles (1); par-

(1) *Loc. cit.,* p. 654.

fois même l'encéphalocèle peut donner un bruit de souffle à l'auscultation (1).

Mais la tumeur ne serait-elle pas encore plus' complexe ; ne pourrait-il y avoir à la fois encéphalocèle et tumeur érectile pulsatile ; encéphalocèle et tumeur pulsatile dégénérée naturellement, c'est-à-dire anévrysme cirsoïde ?

Les faits cliniques ne nous permettent pas de répondre nettement à ces questions ; toutefois des tumeurs érectiles pénétrant jusqu'à l'intérieur de la cavité crânienne (2) et offrant des connexions avec les vaisseaux de la dure-mère ont été observées par Scarpa, Lee, Pelletan, Busch et Flint. D'un autre côté, Guersant présenta à la Société de chirurgie un enfant qui avait à la fois une tumeur érectile cutanée et une encéphalocèle (3).

Enfin, si l'on se rappelle ce que nous avons dit des angiomes fissuraux de Virchow, on comprendra facilement la coexistence d'une encéphalocèle et d'une tumeur érectile pouvant offrir à un moment donné les caractères d'un anévrysme cirsoïde.

Faut-il croire que dans ces circonstances « la combinaison des symptômes appartenant à ces deux lésions permettra le plus souvent de reconnaître l'existence simultanée de l'une et de l'autre (4) ». Le fait est possible, mais il ne faudrait pas toutefois s'appuyer sur l'observation de Guersant ; car, dans ce cas, les uns se prononcèrent absolument en faveur d'une tumeur érectile, les autres, au contraire, pour l'existence d'une encéphalocèle, et l'on peut ajouter que cette manière de juger sera très-certainement la plus fréquente.

Dans un cas soumis à l'examen du professeur Jarjavay par notre ami le docteur E. Lamarre, et que nous avons pu observer, la tumeur siégeait vers la racine du nez, offrait tout à la fois les caractères d'une encéphalocèle et ceux d'une tumeur érectile, aussi le diagnostic exact ne put-il être fait ; mais, chose importante, on se garda bien de toucher à la tumeur.

(1) Tirman, *Arch. gén. de méd.*, 1861, t. II.
(2) *Comp. de chir.*, 1851, t. II, p. 706.
(3) *Comp. de chir.*, t. II, p. 545.
(4) Follin et S. Duplay, *Traité de path.*, 1870, t. III, p. 624.

Quoi qu'il en soit de ces complications évidemment rares, voici les éléments de diagnostic que donne le professeur Gosselin, lorsqu'il s'agit d'une tumeur siégeant vers la racine du nez ou au voisinage du grand angle de l'œil, tumeur à la fois pulsatile, réductible et soufflante.

La tumeur cirsoïde serait mal limitée, donnerait à la main une sensation spéciale de varicosités ; la compression d'une seule carotide arrête quelquefois les pulsations de la tumeur.

Une délimitation plus nette de la tumeur, l'absence de cette sensation de varicosités, la nécessité de comprimer les deux carotides pour modifier momentanément les battements de la production morbide, seraient les caractères de l'encéphalocèle.

Un autre élément de diagnostic serait l'âge des malades : c'est dans l'enfance, qu'on est consulté pour l'encéphalocèle, tandis que c'est pendant l'adolescence ou à l'âge adulte que se développent les tumeurs cirsoïdes. Mais la tumeur développée dès la naissance a peut-être pu passer inaperçue, ou rester stationnaire ; et d'autre part ne pourrait-elle pas être mixte, comme dans le cas de Guersant ?

Enfin, d'après le professeur Gosselin, les tumeurs artérielles cirsoïdes développées exceptionnellement chez les jeunes sujets offrent une extension et des caractères cliniques (dilatations vasculaires) qui les distinguent assez nettement de l'encéphalocèle ; ce qui nous paraît très-exact. Cependant il faut réserver toujours le diagnostic au point de vue de la coexistence des deux lésions.

Nous pourrions terminer ici tout ce que nous avons à dire à propos du diagnostic de l'anévrysme cirsoïde considéré d'une façon générale ; cependant, comme nous avons insisté sur les caractères anatomo-pathologiques et cliniques qu'il offre aux extrémités, nous ajouterons quelques mots à propos d'une affection assez mal connue qui peut, *à priori*, en imposer pour l'existence d'un anévrysme cirsoïde. Cette affection n'a guère été observée qu'aux membres supérieurs, et les deux faits intéressants que nous avons pu lire sont dus, l'un à Lamorier (1), l'autre

____

(1) *Mémoire pour servir à l'histoire de la chirurgie, etc.* Avignon, 1773, 1re part., p. 122, trad. franç. par Paul.

à Jacquemet, de Montpellier (1); dans le premier de ces cas, on fit l'examen anatomo-pathologique du membre malade; il est vrai que cet examen est assez insuffisant, comme on peut en juger :

OBSERVATION XXV. — « Je commençai par examiner le bras, et après avoir mis un tuyau indifféremment dans le corps des muscles, et l'avoir légèrement serré, je soufflai sans violence du côté de l'avant-bras, de la main et des doigts, et je vis d'abord toutes ces parties s'enfler très-considérablement. Dès que je cessais de souffler, la tumeur disparaissait presque entièrement. J'ouvris la peau pour voir la substance des muscles, et je ne trouvai partout que des filaments entremêlés de vésicules très-dilatées et qui communiquaient entre elles par des pores très-sensibles. La substance de ces muscles approchait beaucoup de celle du placenta, mais beaucoup plus encore de celle d'une rate de veau ou de mouton bien distendue par le souffle. Les os de cette partie n'avaient guère plus de leur volume naturel ; leur figure était irrégulière, leur surface inégale et leur substance spongieuse. »

Pendant la vie, la tumeur occupait toute l'extrémité supérieure droite, y compris l'épaule. Cette extrémité était noirâtre, livide, diminuée de volume, sans battements, spongieuse, non douloureuse. Les mouvements étaient possibles. Une piqûre donnait lieu à un jet de sang; l'élévation du bras amenait une turgescence de l'épaule et un affaissement de la main et de l'avant-bras. Des phénomènes opposés se produisaient lorsque la main était dans une position déclive.

Cette tumeur était congénitale.

Comme le dit Lamorier, ce sont des varices, et puisqu'elles donnent un jet de sang en les piquant avec une épingle, elles participent aussi de l'anévrysme; aussi les appelle-t-il *varices anévrysmales*.

(1) Abernethy, Roux, Watson, etc., auraient observé des cas analogues ? (*Montpellier méd.*, 1859, t. II, n° 1.)

Il est certain que cette dénomination est mauvaise ; mais faut-il lui préférer le nom de *fongus hématode variqueux*, que propose Jacquemet? Nous ne le croyons pas, le mot de *fongus* entraînant toujours l'idée d'une affection de nature plus ou moins maligne.

Quoi qu'il en soit, l'absence de bruit de souffle, de frémissement ou *thrill*, d'expansion de la masse morbide, de dilatation des vaisseaux artériels (ce qui a été bien constaté dans le cas rapporté par Jacquemet), permet de distinguer facilement cet énorme état variqueux des membres des anévrysmes cirsoïdes.

Le PRONOSTIC des anévrysmes cirsoïdes est grave ; comme nous l'avons vu, la marche de l'affection est d'ordinaire continue, quelquefois très-rapide, et les accidents d'hémorrhagie peuvent compromettre très-sérieusement la vie des malades.

Rarement, l'affection reste stationnaire, plus rarement encore elle est suivie de guérison spontanée et, sauf les cas de Krakowitzer (observation XVII) et Gibson, les autres faits relatés à l'appui de la possibilité de ce mode de terminaison sont fort contestables, comme nous l'avons déjà dit.

L'étendue de la tumeur, son siége, l'intensité des accidents qu'elle provoque, doivent aussi entrer en ligne de compte dans la valeur du pronostic.

Si la tumeur est petite, peu développée, avec des ramifications artérielles rares et peu étendues, l'affection pourra être plus facilement traitée avec succès et nécessitera l'application de moyens peu graves.

Est-elle au contraire largement étendue, les artères sont-elles prises jusques aux gros troncs, le pronostic s'aggrave beaucoup, les moyens thérapeutiques devenant plus restreints et d'une application plus sérieuse.

De plus, la guérison complète de l'anévrysme cirsoïde est souvent longue, difficile ; quelquefois on n'obtient qu'une amélioration temporaire, puis les phénomènes reparaissent ; témoin le malade de Dupuytren, opéré de nouveau au bout de près de quarante ans, et qui voit les accidents d'hémorrhagie se reproduire après trente ans.

TERRIER.   8

Le siége de l'anévrysme doit aussi entrer pour quelque chose dans l'appréciation pronostique du chirurgien. A la tête, en effet, les moyens thérapeutiques sont relativement plus limités qu'aux membres et surtout qu'aux extrémités, comme la main et le pied.

Dans ces derniers cas, lorsque tout a échoué, lorsque la vie du malade est sérieusement compromise, on peut faire l'amputation. Elle fut faite cinq fois pour le membre supérieur (Letenneur, Stromeyer et Krause, U. Trélat et Cocteau, Michon, J. Russel), deux fois pour le membre inférieur (Dupuytren, Fergusson).

Les résultats fournis par les quatre amputations des membres supérieurs sont très-bons, puisqu'il y eut trois guérisons au moins, le résultat obtenu par Michon n'étant pas publié.

Enfin, comme souvent le traitement est très-long, alors même qu'il donne de bons résultats, il expose le malade à des complications graves, par exemple à l'infection purulente lorsqu'il séjourne à l'hôpital. C'est ce qui est arrivé dans le fait de L. Labbé à la Pitié.

CHAPITRE VII

TRAITEMENT.

En présence des phénomènes graves qui surviennent dans l'évolution des anévrysmes cirsoïdes, tous les cliniciens se sont efforcés d'instituer des méthodes de traitement nécessitant parfois des opérations très-sérieuses.

La question d'une intervention chirurgicale active ne peut guère être discutée, aussi ne comprenons-nous pas l'opinion de Holmes (1) qui tend à préconiser l'expectation. Il est vrai que, dans beaucoup de cas, il semble confondre absolument les tumeurs érectiles artérielles présentant des battements, avec les véritables anévrysmes cirsoïdes. Cette confusion, si fréquente chez les chirurgiens anglais, le porte à croire qu'un certain nombre d'anévrysmes cirsoïdes restent stationnaires et ne nécessitent aucun traitement.

Or, nous avons vu combien cet état stationnaire signalé depuis Vidus Vidius, est exceptionnel, lorsqu'on a véritablement affaire aux tumeurs cirsoïdes avec dilatations artérielles environnantes, c'est-à-dire aux anévrysmes cirsoïdes tels que nous les comprenons.

Quant aux faits de guérison spontanée, ils sont tellement rares, que nous n'en avons pu trouver que deux exemples, à peu près démonstratifs, dus à Krakowitzer (2) et Gibson (3).

(1) *Loc. cit. (System of Surgery).*
(2) Obs. XVII.
(3) Obs. XVIII.

Malgré les raisons qui plaident en faveur d'une intervention chirurgicale active, on peut être autorisé à temporiser où à n'employer que des palliatifs dans deux circonstances entièrement opposées :

1° Lorsque la lésion est placée dans une région telle, que le chirurgien ait peu de prise sur elle, lorsqu'en outre elle présente une étendue si considérable, qu'il soit impossible de pratiquer une opération offrant quelques chances de réussite.

Ce fut la conduite de Fallope, c'est celle que paraît avoir suivie Liston dans un fait relaté par Crowfoot (1); ce fut aussi le jugement porté par Serre, Delmas, Dubreuil et Gensoul dans un fait d'anévrysme cirsoïde du membre supérieur rapporté par Guillon (2).

2° La temporisation est aussi indiquée, lorsque l'affection progresse peu, ou mieux quand la marche de la tumeur est arrêtée et que la lésion ne donne lieu à aucun accident depuis déjà quelque temps. On peut alors préconiser les palliatifs, la compression par exemple, ce que fit Nélaton dans un cas d'anévrysme cirsoïde du membre supérieur (3).

Mais, nous le répétons encore, ces circonstances sont tout à fait exceptionnelles, et le chirurgien est souvent obligé d'agir et d'agir vite.

On peut rapprocher de la temporisation un moyen thérapeutique souvent essayé, n'ayant jamais produit de succès, au moins employé seul, et qui peut être nuisible, c'est la *compression*.

Celle-ci est faite sur la tumeur elle-même, ou sur les branches artérielles volumineuses qui viennent l'alimenter; souvent sur les deux à la fois.

Cette compression est exercée à l'aide de tampons de charpie, de bandages divers, de plaques, de ressorts soutenant des pelotes analogues aux pelotes herniaires; ou bien encore grâce à l'application de bandages inamovibles, en plâtre moulé, en dexrine, en gutta-percha.

(1) *Lancet*, 1844, vol. II, p. 276.
(2) Cité par Polaillon (*Dict. encycl.*, art. MAIN).
(3) Gillette, *ibid*.

Elle peut être employée dans trois circonstances, ou pour mieux dire dans le but d'obtenir trois résultats : la guérison de la tumeur, la cessation d'un accident fréquent, l'hémorrhagie ; enfin pour compléter l'usage d'une méthode curative ou bien la rendre plus efficace.

Exercée pour guérir la tumeur, c'est un moyen détestable qu n'a jamais donné de bons résultats, aussi doit-on le rejeter (1). Je dirai plus, il est dangereux, parce qu'il donne lieu à des douleurs parfois intolérables ; parce qu'il peut produire des excoriations, des eschares plus ou moins étendues ; enfin, parce que dans certains cas, la tumeur ou les vaisseaux ne pouvant se dilater et repousser le bandage serré sur un plan osseux, semblent s'être développés surtout vers les parties profondes, avoir érodé les os, et enfin les avoir perforés, d'où un épanchement intracrânien. Telle nous paraît être la cause de l'issue fatale dans le cas de Clémot où la compression fut supportée pendant six mois (2).

Faite pour arrêter une hémorrhagie, la compression est logique, bien indiquée, aussi fut-elle utilisée dans ce but un grand nombre de fois. Mais ce n'est qu'un moyen essentiellement palliatif et jamais il n'amène une modification heureuse dans la marche ultérieure de l'affection.

Enfin, avons-nous dit, ce procédé peut être employé pour compléter l'action d'une méthode curative, ou en faciliter l'application et les résultats. C'est ainsi qu'après la ligature des gros troncs qui arrivent à la tumeur, on a pu la comprimer pour faciliter sa diminution (Robert) ; ou bien encore, et surtout dans ces derniers temps, on s'est efforcé de diminuer l'afflux du sang dans les tumeurs pendant qu'on y injectait des liquides coagulants (3).

C'est déjà, on peut le dire, un premier essai d'une méthode mixte dont nous avons dit un mot à l'historique et qui est due à

(1) Bonnet (de Lyon) l'aurait employé plus d'un an sans résultat (Decès).

(2) Obs. IX.

(3) Dans un cas de Mussey, des applications collodionnées ont été faites pour comprimer la tumeur.

Malgaigne. Diminuer l'afflux du sang pendant qu'on agit sur la tumeur est en effet ce qu'on se propose, soit par la compression des branches principales qui fournissent le sang à la production morbide, soit par celle des branches secondaires qui y arrivent.

Les véritables procédés chirurgicaux applicables à la cure des anévrysmes cirsoïdes peuvent être tout à fait comparés à ceux qui sont utilisés depuis longtemps pour le traitement des tumeurs érectiles.

En effet, on peut dire, avec Bœckel (1), que les anévrysmes cirsoïdes sont des angiomes dans toute la force du terme, mais des angiomes formés de vaisseaux *macroscopiques*; de là des différences de texture qui ont une importance capitale au point de vue thérapeutique. De plus, les modifications de structure subies par les branches afférentes de ces tumeurs doivent aussi entrer en ligne de compte dans l'appréciation des différents procédés que nous allons passer en revue.

Ceux-ci peuvent être rangés en quatre classes :

1° Les procédés qui ont pour but de *supprimer* plus ou moins complétement l'*afflux du sang* dans l'anévrysme.

2° Ceux qui ont pour objet de détruire la masse principale, c'est-à-dire la tumeur *cirsoïde*.

Enfin, 3° les procédés qui tendent à *modifier* la structure vasculaire de la masse morbide, en facilitant ou en provoquant la coagulation du sang qui la traverse incessamment.

A ces trois classes on doit en ajouter une dernière : 4° les *procédés mixtes*, dans lesquels on agit en même temps sur la circulation de l'anévrysme cirsoïde et sur la tumeur qu'il forme.

Cette classification est parfaitement applicable aux divers procédés que nous avons vu employer dans un total de 84 cas.

Il suffit de jeter un coup d'œil sur ces différents groupes de moyens thérapeutiques, pour voir que les uns s'adressent plus directement à la circulation de l'*anévrysme cirsoïde*, tel que nous l'entendons, tandis que d'autres ne paraissent remédier qu'à un des éléments pathologiques, la *tumeur cirsoïde*. C'est alors qu'on comprend l'importance des remarques de Decès, sur la relation

(1) *Tumeurs érectiles* (*Nouv. Dict. de méd. et de chir.*).

qui existe entre les tumeurs et la dilatation vasculaire qui les accompagne. C'est ici qu'on voit bien l'utilité de la distinction *clinique* établie par le professeur Gosselin entre la *tumeur cirsoïde* et les *varices artérielles* qui y aboutissent. Il est prouvé, en effet, que la suppression de la tumeur cirsoïde, ou bien une modification profonde de sa structure par la coagulation du sang et l'inflammation de ses vaisseaux, suffit le plus souvent, pour ne pas dire toujours, pour arrêter et même faire rétrograder l'altération des parois vasculaires des troncs qui aboutissent à la tumeur. Cette remarque, d'une importance considérable, comme on le conçoit facilement, est surtout due à Decès, comme nous le savons déjà (voy. l'*Historique*).

D'après cet auteur, dont les opinions sont généralement acceptées par les praticiens, la lésion, d'abord essentiellement locale, obéirait à une sorte de *force centrifuge ;* et c'est précisément parce que cette lésion locale persiste, que les altérations des artères tendent à se généraliser de proche en proche. Nous avons vu que le *processus* qui préside à ces altérations, et qui semble en effet s'irradier de la tumeur primitive comme d'un centre, est encore mal connu, malgré les si intéressantes recherches de Broca à ce sujet.

Quoi qu'il en soit, le fait subsiste, indiscutable pour tous, c'est que l'action thérapeutique doit porter surtout sur la *tumeur cirsoïde*, quand on peut le faire toutefois, et quand elle existe d'une façon nette. Je fais ces deux restrictions, à cause des singulières formes que prennent certains anévrysmes cirsoïdes des membres, et dans lesquels la tumeur est à peine appréciable, tandis que les dilatations vasculaires sont énormes. Aussi verrons-nous ces lésions spéciales résister à toute thérapeutique rationnelle, et nécessiter parfois l'amputation des membres ou des segments de membres, amputations dont nous avons pu rassembler huit observations.

PREMIÈRE CLASSE. — **Procédés ayant pour but la suppression de la circulation dans l'anévrysme-cirsoïde.**

Les excellentes remarques formulées par Decès, et acceptées aussitôt par les professeurs Verneuil et Gosselin, expliquent très-bien pourquoi la plupart des méthodes thérapeutiques qui ont pour but d'arrêter ou de supprimer en partie l'afflux du sang dans l'*anévrysme cirsoïde*, ne sont pas suivies de succès; encore faut-il ici diviser ces méthodes en deux groupes tout à fait distincts quant à leur mode d'action.

Dans un premier groupe, la suppression de la circulation se fait (plus ou moins bien, il est vrai) dans tout l'arbre vasculaire, qui donne naissance aux rameaux, aux ramuscules, aux artérioles, etc., dilatés, pelotonnés, etc. En un mot, l'action s'exerce sur un *département* artériel, département mal délimité, malheureusement, non pour l'anatomiste, mais pour le physiologiste. A cet ordre se rapportent :

1° La ligature du tronc brachio-céphalique; 2° celle des deux carotides primitives; 3° celle d'une carotide primitive; 4° la ligature de la carotide externe; 5° celle de l'artère principale d'un membre (humérale ou fémorale).

Dans un deuxième groupe, le chirurgien cherche surtout à arrêter la circulation dans la tumeur cirsoïde elle-même; c'est à cette classe qu'appartient la *ligature des artères afférentes* à la tumeur. Elle est particulièrement applicable au crâne; mais nous verrons aussi qu'elle a donné peu de succès.

Enfin, on pourrait faire un groupe intermédiaire des ligatures qui ne sont pratiquées ni sur les gros troncs, ni sur les petites branches directement afférentes à la tumeur cirsoïde. C'est ce procédé qui a été assez fréquemment employé pour traiter les anévrysmes cirsoïdes des extrémités des membres, en particulier par Poland, Wardrop, Chélius, Delore, Ghérini, A. Guérin et U. Trélat (Obs. I, de Cocteau). Nous devons ajouter qu'il a donné peu de succès, comme d'ailleurs les précédents.

En résumé, ce premier ordre de procédés opératoires, basés

ur l'interruption du courant sanguin (en général par l'application d'une ligature), pourrait être subdivisé en trois groupes, selon que cette interruption porte :

1° Sur les troncs principaux du département artériel affecté ;

2° Sur les troncs secondaires ;

3° Enfin, sur les rameaux qui arrivent à la tumeur cirsoïde elle-même (1).

A. — LIGATURE DU TRONC BRACHIO-CÉPHALIQUE.

Il est certain qu'il ne peut en être sérieusement question comme procédé applicable à la thérapeutique de l'anévrysme cirsoïde de l'extrémité céphalique ; toutefois cette ligature ayant été faite comme dernière ressource, et ayant donné une guérison, elle devait être citée :

OBSERVATION XXVI. — Un médecin portugais, âgé de trente-trois ans, avait une tumeur érectile de l'oreille droite. La ligature de l'auriculaire postérieure, faite par Nélaton en 1845, amène une amélioration qui dure quelque temps, bien qu'il y ait eu hémorrhagie lors de la chute de cette ligature. Peixotto, de Rio-Janeiro, lie la carotide le 14 novembre 1851, et la tumeur elle-même le 27 novembre. Hémorrhagies aux deux endroits liés. Le 8 décembre *ligature de l'innominée.* Guérison en deux mois (2).

Il est évident qu'ici la question s'est déplacée et que la ligature du tronc brachio-céphalique a été faite pour parer aux accidents d'hémorrhagie résultant des opérations précédentes sur la carotide primitive et sur la tumeur elle-même.

B. — LIGATURE DE LA CAROTIDE PRIMITIVE.

Elle paraît avoir été exécutée pour la première fois par Dupuytren en 1818, chez le malade dont l'histoire a été racontée successi-

(1) C'est dans ce dernier cas qu'à la ligature simple on a substitué la compression ou la ligature sur des épingles, ce qui revient toujours au même, au point de vue de la physiologie pathologique.

(2) Mémoire de Koch (*Arch.* de Langenbeck, 1869, Bd. X).

vement par Breschet et Robert dans leurs mémoires (1). Depuis, cette ligature a été faite un assez grand nombre de fois pour que nous ayons pu en recueillir 41 observations (y comprenant les ligatures des deux carotides, celle de la carotide externe combinée à la ligature de la primitive, plus enfin l'observation précédemment citée de Piexotto) ; 31 fois elle n'a été pratiquée que d'un seul côté.

Il est bien entendu que je ne parle que des ligatures de la carotide faites pour des anévrysmes cirsoïdes du crâne ou de la face. Parmi ces observations on peut citer celles de Busch (1819), Maunoir (1821), Walther (1823), Maclachlan (1827), Wardrop (1827), Elgin (1831), Bernard (1833), de Noter (1835), Pinel-Grandchamp, Decès (1839), Kuhl, Auchinchoss (1842), Robert, Liston, Eosdaile (1844), Maisonneuve (1849), Piexotto (1851). On voit qu'elles ne sont pas absolument rares jusqu'à l'apparition du mémoire de Robert. Comme on le sait, cet auteur préconise cette ligature, sinon comme un moyen infaillible, au moins comme pouvant donner des résultats assez satisfaisants dans une maladie où la thérapeutique est en somme très-pauvre (2).

Depuis, les ligatures de la carotide primitive sont devenues plus rares [W. Colles (1858), Roser (1860), G. Southam (1865), Bozemann (1869), Heine (1869)] ; et encore ne sont-elles parfois qu'un des premiers temps du combat chirurgical qu'on livre à la tumeur, suivant une heureuse expression du professeur Verneuil.

Voici les résultats de cette statistique :

10 malades sont restés améliorés ou plutôt dans un état stationnaire ;

7 seraient guéris, et encore y en a-t-il 3 dont la guérison est douteuse ;

5 sont morts, dont 4 d'hémorrhagies consécutives ;

2 fois le traitement a été inutile et le résultat obtenu nul ;

4 fois on a eu recours à un traitement ultérieur (je ne parle pas ici de la ligature de l'autre carotide, n'ayant pas compris les 8 faits qu'on en possède dans cette statistique) ;

(1) Il s'appelait Dumand.

(2) Il parlait en 1851 et l'on ne connaissait pas encore les propriétés du perchlorure de fer.

2 fois il y eut récidive (on pourrait y ajouter les 8 faits dont je viens de parler);

1 fois le résultat est inconnu.

Que conclure de ce tableau, si ce n'est que la ligature de la carotide primitive est une opération de médiocre valeur, puisqu'en somme 7 fois seulement sur 41 cas on aurait eu une guérison complète; et encore de ces 7 observations 3 ont été publiées trop tôt pour être concluantes (Bozemann, Warren, A. B. Mott). La règle générale, c'est que l'affection est améliorée quand l'opération réussit; mais cette amélioration consiste surtout dans l'arrêt des accidents hémorrhagiques, au moins pendant un certain temps. Quant à la tumeur, elle ne disparaît que très-rarement; d'ordinaire elle reste flasque ou légèrement turgescente; mais quelquefois aussi il y persiste du souffle et des battements, seulement ils sont supportables pour les malades (Robert, Pinel-Grandchamp, etc.).

Tant que les choses restent dans cet état, le malade conserve une sorte d'infirmité, il est vrai, mais il peut vaquer à ses occupations. Malheureusement, la récidive n'est pas rare, même au bout d'un temps excessivement long, témoin l'exemple du malade de Dupuytren, qui, opéré en 1818, dut subir une seconde ligature de la carotide en 1857, soit après 39 ans (1).

Cette récidive n'est pas très-rare, puisque nous la voyons notée 6 fois sur nos 41 observations, auxquelles il faudrait ajouter tous les faits de double ligature de la carotide, ce qui donne 14 fois sur 49 cas.

L'issue funeste est relativement rare, c'est un résultat à prendre en grande considération. Sur les 41 faits de ligature d'une carotide, il y a eu 5 morts (Maisonneuve, Liston, Maclachlan, Wardrop, Prescott Hewett). Ceci peut d'autant plus surprendre, que l'opération de la ligature de la carotide est toujours considérée comme grave (2); toutefois, en tenant compte des autres résultats fournis par la même opération pratiquée contre

(1) Et non pas vingt-huit jours, comme l'affirme Heine, *Mém. cit.*

(2) Pilz, sur 600 cas de ligature de la carotide primitive, a noté une mortalité de 38 1/2 pour 100 (cité par Heine).

les *tumeurs anévrysmoïdes* de l'orbite, nous en sommes peu étonné. Mais nous ne pouvons discuter ici cette question thérapeutique (1), d'autant que dans ces derniers cas, la ligature de la carotide est généralement proscrite aujourd'hui.

Parmi les dangers de la ligature de la carotide, on doit citer les accidents cérébraux primitifs ou consécutifs ; ces accidents sont communs, et cependant ils ne sont notés qu'une seule fois dans nos 41 observations. Dans un cas dû à Auvert (2), la ligature a amené des accidents douloureux du côté de l'encéphale et une hémiplégie légère. Il est bon d'ajouter que dans les huit observations de ligature pratiquée des deux côtés, une fois (fait de Robert) le malade mourut quelques jours après l'opération et d'accidents cérébraux.

Enfin il est encore un fait curieux à signaler, c'est la rareté relative, bien entendu, des hémorrhagies secondaires, puisque cinq fois seulement sur 41 cas elles ont déterminé la mort et qu'une fois elles ont nécessité la ligature du tronc brachiocéphalique(3). Or, comment s'expliquer ce résultat, puisque l'anatomie pathologique nous enseigne que dans les anévrysmes cirsoïdes de la tête il existe une altération des tuniques artérielles se prolongeant assez loin, jusque sur les vaisseaux du cou ?

En résumé, je crois qu'on peut conclure avec Robert (4) que la ligature de la carotide primitive du côté malade « met un » terme aux hémorrhagies formidables qui menacent à chaque » instant la vie des malades, ou tout au moins les rend très » rares (plus rares suffirait) et beaucoup moins graves ; elle per » met aux ulcérations de se cicatriser. »

Robert, en effet, ne proposait pas ce moyen comme pouvant amener une cure radicale, celle-ci ne lui paraissant pas possible par les moyens utilisés jusqu'alors (1851), et s'il préconisait la ligature, c'est qu'il la regardait comme la seule opération qu'on puisse opposer aux progrès du mal.

(1) Le Fort, *De la valeur thérapeutique de la ligature de la carotide primitive* (Mém. lu à l'Acad. de méd., 16 juin 1868), et *Gaz. hebd.*, n°° 28, 30 et 35.

(2) *Arch. gén. de méd.*, 4° sér., t. XIX, p. 251.

(3) Obs. XXVI. Un autre fait de Parker est douteux.

(4) *Loc. cit.*, p. 25.

Robert *savait très-bien* que cette opération n'était que palliative, souvent même insuffisante; il connaissait les faits de Dupuytren et de Pinel-Grandchamp, il avait suivi ses malades, et
sur l'une d'elles (Francine P...) il avait dû faire la ligature des
deux carotides.

C. — LIGATURE DES DEUX CAROTIDES PRIMITIVES.

Les anévrysmes cirsoïdes nécessitèrent 8 fois la ligature des
deux carotides; la première opération de ce genre paraît avoir
été faite par Mussey en 1827. Depuis, on cite les observations de
Mœller (1831), Bunger (de Marbourg), Mason Warren (1845),
Robert (1846-47), Mussey (1853), Robert (1857), et enfin van
Buren (cité par Heine).

Il est bien certain que je n'ai pas à développer ici pour quelles
raisons physiologiques il est possible de faire cette opération
avec succès, à la condition de mettre un certain espace de temps
entre les deux ligatures. Dans tous les faits que nous venons de
citer, l'intervalle qui s'est écoulé entre les deux opérations a été
fort variable. C'est qu'on ne s'est guère décidé à pratiquer la ligature de l'autre carotide qu'après avoir longtemps temporisé,
et lorsque les accidents, d'abord entravés dans leur marche, sont
réapparus.

Nous savons qu'il a fallu près de quarante ans au malade de
Dupuytren pour avoir recours à cette seconde chance de gué-
rison; ce ne fut qu'au bout de six ans que le malade de van
Buren fut opéré pour la deuxième fois; enfin Robert, Mœller,
M. Warren, Mussey, se décidèrent à intervenir au bout de huit
mois, quatre mois, vingt-cinq jours et douze jours.

Quels résultats ont donné ces diverses opérations :

1 fois, un malade mourut d'accidents cérébraux (Robert);

2 fois, il y eut une notable amélioration, mais la tumeur existait toujours et avait des pulsations obscures (Mœller, Robert);

1 fois, le résultat est incomplet (V. Buren);

2 fois, on fit une troisième opération complémentaire et l'on
extirpa la tumeur (M. Warren et Mussey);

2 fois, on crut à un succès; mais ces deux succès sont très-

contestables, surtout celui qui est attribué à Bungen, et sur lequel on n'a pas de renseignements.

Ainsi donc sur 8 cas, 3 fois seulement il y'eut, soit une amélioration notable, soit une guérison véritable.

Il est très-utile de faire remarquer que deux fois on dut pratiquer une opération complémentaire ; il est vrai de dire qu'elle ne paraissait pas urgente dans le fait de M. Warren, et qu'elle ne donna pas lieu à des accidents d'hémorrhagie. Mais il n'en fut pas de même dans le cas de Mussey : il y avait tendance manifeste à la récidive, puisqu'il dut faire quarante ligatures et que l'hémorrhagie fut considérable.

Il est donc évident que, malgré cette double interruption des courants carotidiens, la quantité de sang distribuée à la tête est encore suffisante, non-seulement pour les parties saines, mais pour dilater et remplir de nouveau les vaisseaux primitivement altérés de la production cirsoïde. C'est ce qui fait que la malade de Robert conservait une tumeur affaissée, mais encore perméable au sang, si bien que *plus de trois ans après*, elle eut encore une hémorrhagie par sa tumeur, et qu'on y percevait un léger souffle.

En résumé, la ligature des deux carotides primitives, quoique assez bénigne en tant qu'opération, au moins d'après la statistique qui précède, n'en doit pas moins être rejetée, vu les résultats incomplets qu'elle fournit, de l'aveu même de Robert, qui en était chaud partisan. Que conclut-il en effet, à la fin de son mémoire ? C'est que la double ligature *pallie* les accidents les plus graves, permet la cicatrisation des ulcérations, prévient les hémorrhagies dont elle diminue en tout cas la gravité et la fréquence, et *peut arrêter* indéfiniment la marche de la maladie ; mais il n'a *jamais dit* qu'elle pouvait la *guérir*.

D. — LIGATURE DE LA CAROTIDE EXTERNE.

Elle fut proposée par Bruns et Wützer, qui, se basant sur des idées toutes théoriques, la préférèrent à la ligature de la carotide primitive.

Leur raisonnement était fort clair : les tumeurs cirsoïdes, occupant surtout les divisions de la carotide externe, au lieu de faire successivement la ligature des troncs volumineux se rendant à la masse morbide, ils pensèrent qu'il était plus simple et plus logique de lier la carotide externe. Mais celle-ci offre de nombreuses anastomoses avec celle du côté opposé, d'où l'imminence d'une récidive rapide par ces voies dilatées. De là, pour Bruns, cette autre indication non moins logique, de lier les deux carotides externes.

Un autre avantage ressortait de cette ligature, c'était de n'altérer en rien la circulation cérébrale, fatalement intéressée lors de la ligature de la carotide primitive. Ce fut Maisonneuve (1) qui, le premier, eut l'idée d'appliquer les principes de Bruns ; mais la pratique justifia peu les espérances données par la théorie.

La malade de Maisonneuve présentait un anévrysme cirsoïde de la tempe gauche ; le chirurgien fit la ligature de la carotide externe, suivant les préceptes formulés par Wützer, c'est-à-dire qu'il lia la carotide à cinq ou six lignes de son origine, et qu'un second fil fut placé sur la thyroïdienne supérieure. Tout se passa bien d'abord, la tumeur cessa de battre et diminua. Le vingt et unième jour, après cette ligature, il y eut une hémorrhagie par la plaie, celle-ci se renouvela ; si bien que Maisonneuve dut faire la ligature de la carotide primitive. L'hémorrhagie se reproduisit encore, il lia difficilement et *médiatement* la carotide interne, comprenant dans l'anse de son fil le sympathique ! Il y eut une hémiplégie, et la malade mourut. Ce cas, on le voit, est assez peu encourageant. Un second fait fut publié en 1860 (2) par Bertherand.

OBSERVATION XXVII. — Il s'agissait d'une petite fille de quatre mois et demi, atteinte d'une tumeur érectile considérable de la tête, tumeur offrant des battements, et paraissant être un *nævus* veineux, en voie de transformation cirsoïde.

Dans le but d'éviter des phénomènes cérébraux, Bertherand fait la ligature de la carotide externe, suivant ainsi les conseils

(1) Obs. II.
(2) *Gaz. des hôpit.*, 1860, p. 539.

de Wützer, Bruns et Maisonneuve. La tumeur s'affaissa immédiatement et devint jaune et flasque, de bleue et turgescente qu'elle était. Mais le soir, les phénomènes érectiles reparurent ; et on fit la ligature de la carotide primitive; la carotide externe fut dégagée de son lien. La tumeur ne s'affaissa pas, comme cela avait eu lieu lors de la première ligature ; mais elle commença à pâlir dès le troisième jour: Peu à peu elle se flétrit, et suppura par places. L'enfant sortit guéri de l'hôpital.

Il est curieux de remarquer que, dans ce fait comme dans celui de Maisonneuve, on dut en venir à la ligature de la carotide primitive. La manière dont la tumeur s'est comportée, lors de la première ligature, indique l'efficacité immédiate de celle-ci, mais son insuffisance ultérieure à cause des anastomoses nombreuses, entre les deux carotides externes et même avec la carotide interne. Si bien que, tout en admettant la logique du conseil de Bruns, à savoir, de lier les deux carotides externes, rien ne nous prouve que cette double opération serait suivie de succès durable.

Mais il est un autre danger de la ligature de cette artère, sur lequel il nous faut attirer l'attention des cliniciens, c'est l'hémorrhagie secondaire, hémorrhagie observée par Maisonneuve et aussi par Heine. Dans cette dernière circonstance, la ligature de la carotide externe n'avait été faite que préventivement, pour faciliter l'extirpation de la tumeur cirsoïde ; nous y reviendrons plus loin. Toujours est-il, c'est que Heine dut faire la ligature de la carotide interne pour parer aux accidents d'hémorrhagie. Son malade guérit heureusement.

Donc, sur trois ligatures de la carotide externe, on eut deux hémorrhagies secondaires, et les trois fois on dut faire la ligature de la carotide primitive. Le résultat fut la mort (Maisonneuve) et deux guérisons (Bertherand et Heine).

Ces conclusions sont peu encourageantes, et si un lien porté sur la carotide externe expose plus aux hémorrhagies que lorsqu'il étreint la carotide primitive, il n'est plus aussi logique de conseiller, comme Bruns, la ligature des deux carotides externes. Le seul avantage serait d'éviter les accidents cérébraux.

E. — LIGATURE DE L'ARTÈRE PRINCIPALE D'UN MEMBRE.

Cette ligature est comparable dans ses résultats à celle des deux carotides primitives, et le but qu'on s'est proposé d'atteindre dans ces deux opérations est absolument le même : suspendre le cours du sang dans un vaste département de la circulation artérielle. La ligature de la fémorale a été faite deux fois. Dans un premier cas il y avait un anévrysme du creux poplité et des dilatations considérables des principales artères de la jambe (tibiale et péronière), qui offraient une disposition flexueuse comparable à celle des veines variqueuses. La gangrène du membre survint et le malade mourut (observation XII). Dans le deuxième cas (observation XIV), l'ectasie vasculaire était généralisée, Fergusson lia la fémorale, il y eut gangrène du membre et on l'enleva.

Nous n'avons aussi que deux observations de ligature de l'humérale dues, l'une à Laurie et citée par Krause (1), l'autre à Cocteau.

OBSERVATION XXVIII. — Il y avait des dilatations variqueuses des artères de la main et de l'avant-bras. L'humérale fut liée à son tiers inférieur; deux jours après, ligature de la cubitale au niveau du poignet. Gangrène des deuxième et troisième doigts et d'une partie du pouce. Ce ne fut qu'au bout de *six mois* que les battements diminuèrent.

Dans le fait de Cocteau, la ligature de l'humérale n'a été, à proprement parler, qu'un accident du traitement.

Ces observations, dont la première est contestable quant au diagnostic porté, et les deux dernières discutables quant au résultat fourni, ne nous apprennent presque rien sur l'utilité de la ligature du tronc principal.

Toutefois, vu les résultats déplorables que donne cette méthode lorsqu'on a affaire à un anévrysme artérioso-veineux, et tenant compte de l'analogie qui existe entre ces lésions et celles que l'on constate dans les anévrysmes cirsoïdes des membres, je

(1) Polaillon, *loc. cit.*

suis tenté de rejeter *a priori* cette ligature. Les trois faits précédents où il y eut gangrène, viennent à l'appui de cette manière de voir, et il est probable que cette terminaison peut s'expliquer par un mécanisme analogue à celui qu'on invoque, lorsque l'anévrysme artérioso-veineux est maladroitement traité par la ligature (Broca).

F. — LIGATURE DES ARTÈRES SECONDAIRES DES MEMBRES.

Nous avons pu en recueillir 6 observations : 5 pour le membre supérieur, 1 seule pour le membre inférieur. Leur mode d'action sur la circulation de l'anévrysme peut être comparé à celui que produit la ligature de la carotide externe, ou bien encore la ligature d'une seule carotide primitive. D'ailleurs, les conditions anatomiques sont au moins analogues, ce qui explique l'identité presque absolue des résultats cliniques.

Sur les cinq faits relatifs aux anévrysmes cirsoïdes de la main :

1 fois seulement on obtint la guérison, encore ce fait n'est-il pas prouvé (Chélius). On fit la ligature de la radiale.

2 fois il y eut une amélioration (Delore et Gherini), mais la tumeur, molle, flétrie, persistait encore et offrait même du souffle. On avait successivement lié la radiale, puis la cubitale.

1 fois l'insuccès fut évident (Wardrop), et l'on eut recours à une autre opération.

Enfin, dans un dernier cas, Demarquay ne fit la double ligature de la radiale et de la cubitale que pour faciliter l'emploi du perchlorure en injection ; nous y reviendrons plus loin.

Le seul fait de ligatures multiples des artères du membre inférieur est dû à Poland (1). La ligature successive de la tibiale postérieure, de la pédieuse, enfin de la tibiale antérieure, guérit complétement un anévrysme cirsoïde du pied, consécutif à un traumatisme.

En résumé, malgré le résultat incontestable de Poland, cette pratique ne nous paraît pas devoir être suivie de succès, à moins

(1) *Guy's Hospital* (*The Lancet*, 1866).

qu'on ne l'emploie comme le fit Demarquay, c'est-à-dire comme
moyen adjuvant et préparateur.

G. — LIGATURE DES BRANCHES AFFÉRENTES A LA TUMEUR CIRSOÏDE.

Cette ligature paraît avoir été faite pour la première fois par
Pelletan, avant 1810 ; il lia la temporale (?) dans son trajet en
avant de la conque, après avoir fait préalablement une incision
aux téguments. Toutefois, cette artère était tellement dilatée,
que Pelletan passa son aiguille à travers elle, et ne put l'étreindre
qu'incomplétement. Des hémorrhagies se firent en ce point, on
y appliqua une compression qui produisit une eschare, enfin
la malade mourut, non d'indigestion à la suite d'une orgie,
comme le prétend Pelletan, mais bien de pyohémie, ainsi que le
prouve l'autopsie faite par Dupuytren.

. Depuis ce fait peu encourageant, Syme (1829), Brodie (1829),
J. C. Warren et Mason Warren (1846), Gibson (1845), Nélaton
(1845), Busch (1854), Baum, Chélius, etc., essayèrent de traiter
les anévrysmes cirsoïdes par cette méthode, et les insuccès furent
on peut dire la règle.

C'est ainsi que sur 21 faits que nous avons pu rassembler, et
dans lesquels on fit soit la ligature, soit l'acupressure d'une ou
de plusieurs artères afférentes à la tumeur :

13 fois on dut recourir à d'autres procédés ;

2 fois la mort suivit l'intervention chirurgicale (Pelletan et
Busch), elle fut le résultat de l'infection purulente ;

3 fois on eut une guérison (Fraser ? Maclachlan, Jobert), ces
deux derniers firent la ligature des vaisseaux sur des épingles,
selon le procédé employé pour les varices ;

2 fois le résultat n'est pas connu (Jobert, Nélaton) ;

1 fois la ligature fut combinée avec l'incision circulaire des
parties molles placées autour de la tumeur (Decès).

On voit par là combien les chirurgiens ont eu raison d'aban-
donner cette méthode opératoire ; ses succès positifs, dit Gosselin,
sont à démontrer ; et, de plus, elle est impossible à exécuter

rigoureusement, un certain nombre des artères alimentaires de la tumeur ne pouvant être liées (1).

Je répète que j'ai réuni à dessein dans une même statistique la ligature vraie des branches afférentes et leur acupressure, parce que les phénomènes produits sur la circulation de la tumeur sont absolument les mêmes dans les deux cas. Ajoutons enfin que l'application de cette méthode est souvent dangereuse, vu la minceur des parois artérielles qui se rompent facilement (Busch), et la dilatation des petites artères, ce qui expose à les traverser de part en part avec l'aiguille à ligature (Pelletan); aussi quelques auteurs conseillent-ils d'inciser d'abord la peau pour bien reconnaître les vaisseaux.

DEUXIÈME CLASSE. — Procédés ayant pour but de détruire la tumeur de l'anévrysme cirsoïde.

Ces procédés sont peu nombreux; ce sont : la *cautérisation*, la section *galvano-caustique*, la *ligature* en masse ou par parties, l'*excision*, enfin l'*amputation*.

A. — La *cautérisation* est, on le comprend, un procédé difficile à appliquer, lorsqu'on se trouve en présence d'une tumeur cirsoïde un peu étendue, et offrant des vaisseaux périphériques assez volumineux. Dans la plupart des cas où elle a été employée, il s'agissait de tumeurs érectiles artérielles à battements, d'anévrysmes par anastomoses des Anglais.

Tel est le fait de S. Wilmot, pour lequel on essaya d'abord des injections caustiques de nitrate d'argent. La tumeur qui siégeait à l'aile du nez diminua un peu, mais des hémorrhagies reparurent, et l'on en vint au cautère actuel qui réussit très-bien.

D'ailleurs, on sait que, dans ces circonstances, le cautère actuel agit plutôt comme agent modificateur que comme agent

_____

(1) *Mém. cit.*, p. 656. — Toutefois, Decès père et Lauwrence firent une incision circulaire, l'un autour d'une tumeur des téguments du crâne, l'autre autour d'un doigt, et lièrent ainsi toutes les artères afférentes d'un certain volume; ils obtinrent deux succès.

destructeur. Ajoutons que, dans quelques cas, son emploi peut rendre les plus grands services pour parer aux accidents d'hémorrhagie qui surviennent pendant le traitement d'un anévrysme cirsoïde. Tel est le cas rapporté par le professeur Gosselin, dans lequel des hémorrhagies abondantes furent parfaitement arrêtées par son interne, M. Reliquet, grâce à l'emploi de cautères rougis à blanc (1).

Quelques chirurgiens, il est vrai, ont utilisé les caustiques pour détruire, dans toute l'acception du terme, la masse morbide, et comme celle-ci est extrêmement vasculaire, le caustique préféré fut le chlorure de zinc, doué, on le sait, de propriétés coagulantes incontestables.

Bonnet (de Lyon), en 1858, Joly, en 1856, le premier pour un anévrysme cirsoïde de la tête, le second pour une même tumeur du coude, employèrent le chlorure de zinc ou le mélange du chlorure de zinc, d'antimoine et d'acide arsénieux (Joly). Bonnet, aidé de Gensoul, obtint un succès (2) ; quant à Joly, il eut des hémorrhagies, malgré la ligature *préventive* de deux troncs artériels, et dut compléter son opération par la ligature en masse de la tumeur (3).

Du reste, les règles de l'application du caustique ne furent pas les mêmes dans les deux cas : en effet, Bonnet s'efforça d'abord d'oblitérer les artères afférentes à la tumeur, comme on le fait pour les varices, puis il en vint à la cautérisation directe, par laquelle il eût été bien plus rationnel de commencer.

En fait, cette méthode n'est guère applicable que pour des tumeurs circonscrites et d'un volume peu considérable, car pour compter sur son efficacité, il faut détruire le plus vite possible toute la masse variqueuse. On ne peut espérer voir ici ce qu'on observe pour les tumeurs érectiles véritables, à savoir : le développement de tissu de cicatrice, résultant de la prolifération de la trame celluleuse de la tumeur.

(1) *Mém. cit.*, obs. I.
(2) *Union méd.*, 1855, p. 307, et *Gaz. hebd.*, 1858, p. 332. Remarques de R. Philipeaux.
(3) *Gaz. hebd.*, 1857, p. 830.

B. — Si le fait de Prescott Herwett (1) plaide peu en faveur de *l'anse galvano-caustique*, on ne peut cependant rien en conclure d'absolu, surtout maintenant où l'emploi du cautère électrique et du couteau galvano-caustique tend de plus en plus à se généraliser, grâce aux incessants efforts des professeurs Verneuil et Broca. C'est évidemment une méthode à expérimenter, surtout pour l'ablation des tumeurs cirsoïdes n'offrant pas un volume trop considérable, ni des dilatations vasculaires périphériques trop étendues.

C. — La *ligature en masse*, ou par *parties*, de la tumeur, a été faite tantôt primitivement, tantôt d'une façon en quelque sorte secondaire.

Foubert (cité par J. L. Petit), M. A. Petit, paraissent avoir utilisé les premiers, et avec succès, la ligature en masse ; mais avaient-ils affaire à des anévrysmes cirsoïdes ou bien à de simples tumeurs érectiles ? Ce dernier fait est plus probable.

Cuttler, cité par Prescott Herwett (2), obtint aussi un succès par la ligature en masse ; la tumeur siégeait à la tempe ; enfin, parmi les faits les plus récents dans lesquels la ligature fut pratiquée comme unique méthode de traitement, je dois citer celui que je dois à l'obligeance du docteur S. J. Fauvel (du Havre) (3).

OBSERVATION XXIX. — Il y a deux ans, S..., âgée de douze ans, non réglée, bien portante, a vu apparaître à la partie postérieure du bras droit, au-dessus de l'olécrâne, une tumeur grosse comme un œuf de pigeon et qui atteignit en un an le volume d'un œuf de poule. Des battements d'abord sensibles à la main, puis à la vue, se manifestèrent au bout de quelques mois. Pas de douleurs.

Le 2 décembre 1865, on constate, à la face postérieure du bras, une tumeur ellipsoïde, allongée suivant l'axe du membre,

---

(1) *The Lancet*, 14 nov. 1857.
(2) *Ibid.*
(3) Qu'il reçoive ici tous mes remercîments.

non bosselée, recouverte par une peau saine excepté au centre de la tumeur où elle est un peu bleuâtre. Battements percepti-bles à la vue et au toucher; il y a du frémissement ou *thrill*.

De la partie périphérique de la masse part une grosse artère qui, d'un côté, rejoint l'humérale et de l'autre, c'est-à-dire du côté de la tumeur, « semble s'enrouler sur elle-même à la » façon des circonvolutions d'une ammonite et s'y entortille par » endroits comme un paquet de sangsues. » Partout ailleurs ce vaisseau est très-nettement senti.

A l'auscultation, bruit de rouet sourd en dehors de la tumeur, aigu et sibilant à sa partie interne. La température de la masse n'est pas augmentée ; le segment du membre offre la même longueur que du côté opposé.

Opération le 24 décembre. — Ligature de la tumeur par le procédé de Rigal (de Gaillac) ; trois fortes aiguilles la traversent à sa base et deux fils doubles sont introduits dans les espaces laissés entre les aiguilles, etc.

La tumeur se gangrène, et comme elle ne tombe pas assez vite on accélère sa chute avec le serre-nœud de Maisonneuve.

La malade guérit parfaitement (1).

Mais il faut remarquer qu'il est exceptionnel qu'une tumeur cirsoïde se présente dans des conditions aussi favorables pour appliquer la ligature; et d'ordinaire, les chirurgiens ne se sont décidés à recourir à cet excellent moyen qu'après avoir essayé d'autres procédés parfois détestables.

C'est ainsi que Brodie, Baum, Chélius, J. C. Warren et Mason Waren, Canton, avaient primitivement essayé la ligature ou l'acupressure des artères afférentes ; que Prescott Herwett avait employé son fil de platine rougi par un courant électrique; qu'enfin Joly avait déjà fait successivement la ligature de deux artères afférentes et la cautérisation avec le chlorure de zinc.

Toujours est-il, c'est que sur les 9 faits que j'ai pu recueillir (sans y compter ceux de Foubert et M. A. Petit), cinq fois la gué-rison fut complète, deux fois l'issue n'est pas connue, une fois on

(1) *Extr. des Mém. de la Soc. de méd. du Havre*, broch. Havre, 1867.

dut parfaire le traitement par une cautérisation à la potasse
(J. C. Warren et M. Warren), enfin une fois l'issue fut funeste
(Chélius), le jeune malade mourut d'hémorrhagie.

Le plus souvent la ligature fut pratiquée sur des aiguilles pas-
sées à la base de la tumeur et par des procédés plus ou moins
analogues à ceux qui sont dus à Rigal (de Gaillac).

En résumé, il est certain que la ligature donne de bons résultats, comparables, du reste, à ceux que va fournir l'excision de
la tumeur. C'est un procédé plus facile à mettre en pratique que
l'excision ; et dans quelques cas même, comme dans celui de
Fauvel, il serait possible de lui substituer l'écrasement linéaire
ou plutôt la ligature extemporanée.

D. — L'*extirpation* de la tumeur est préconisée par un grand
nombre de chirurgiens, parmi lesquels nous pouvons citer Bruns,
Hart, Vernher Græfe, etc. Plus récemment Pemberton (1), dans
un excellent article sur la cure des *anévrysmes par anastomoses*,
propose l'excision comme un moyen presque exclusif, et sur lequel il est seul permis de compter.

Nous savons déjà que dans sa remarquable thèse inaugu-
rale, Decès fils est tout à fait partisan de ce moyen thérapeutique. Sur douze fois qu'on l'a employé, dit-il, il a donné douze
guérisons. (Il fait entrer la ligature et l'extirpation dans le même
tableau.) Nos recherches sont tout à fait d'accord avec les assertions de Decès, puisque sur quinze faits d'extirpation, nous
avons trouvé treize guérisons, dont un résultat peut-être douteux
et une récidive qui fut d'ailleurs traitée et guérie par le même
procédé (Wagner cité par Heine).

8 fois l'extirpation fut la seule opération qui amena la guérison (Wützer, Poole, Hart, V. Græfe (2 cas), Warren, H. Coote,
Decès, Guéniot).

5 fois on avait fait une opération préalable, soit : 2 fois la ligature des deux carotides, 1 fois la ligature de la carotide externe,
1 fois la ligature de l'auriculaire, 1 fois la galvano-puncture
(Mussey, Warren, Heine, Symes, Denonvilliers).

(1) *The Lancet*, 26 may 1860, p. 546.

1 fois l'opération fut faite en deux temps (Gibson).

Contester la valeur de ces résultats, qui s'accordent en tous points avec ceux de Decès et de Heine, n'est pas possible; toutefois de nombreuses objections ont été faites à cette méthode opératoire.

On lui a reproché en première ligne de n'être pas toujours possible, et le fait n'a pas besoin d'être démontré; il est évident qu'on ne peut guère y penser pour une tumeur cirsoïde de la fesse, comme celle que nous avons observée dans le service de Panas. En second lieu, on a prétendu qu'il serait souvent impossible de se rendre maître des hémorrhagies; c'est là une objection capitale.

Si en effet, pour des tumeurs encore assez bien circonscrites, comme celles que J. Bell et Pemberton appellent anévrysmes par anastomoses, on peut être autorisé à tenter l'extirpation, il n'en est plus de même pour ces anévrysmes cirsoïdes qui occupent une partie des téguments du crâne ou de la face. Dans ces deux cas, l'opération donnerait lieu à une perte de substance d'autant plus grande que, suivant le conseil un peu théorique de J. L. Petit, il faudrait empiéter sur les parties saines afin d'avoir moins de vaisseaux à lier.

Guéniot, dans un cas d'excision, crut être débordé par l'hémorrhagie et fut obligé de faire 20 ligatures (1). Dans l'observation de Decès, il est dit qu'on dut appliquer 18 ligatures; mais, chose plus curieuse encore, dans le cas de Mussey où l'on avait déjà fait la ligature des deux carotides pour guérir l'anévrysme, il fallut lier plus de 40 artères. Nous verrons plus loin que la ligature préventive de la carotide externe n'empêche pas l'hémorrhagie (Heine).

Cette extirpation peut se faire simplement avec le bistouri, les doigts des aides s'appliquant au fur et à mesure sur l'ouverture des vaisseaux sectionnés. Pour arrêter le sang, on peut comprimer fortement avec une éponge (Græfe), ou bien, ce qui est préférable, lier les vaisseaux qui donnent, comme le firent Decès, Guéniot, Wützer.

(1) *Soc. de chir.*, 11 août 1869.

Dans un cas, Gibson (1) qui avait préalablement fait l'acupressure des artères afférentes à la tumeur, fut tellement débordé par l'hémorrhagie, qu'il dut s'arrêter pour sauver son malade. Quelques jours après, la compression ayant produit l'hémostase, il reprit l'opération et la tumeur fut enlevée ainsi en deux temps. Cette manière de procéder a un grand avantage : c'est qu'étant admise la fatalité d'une perte de sang assez considérable, celle-ci sera toujours moins grave, si elle se fait en plusieurs fois qu'en une seule (Heine).

On peut encore reprocher à cette méthode de ne pas permettre l'ablation totale de la production vasculaire, et un fait de récidive noté par Wagner (2) pourrait être invoqué à l'appui de cette manière de voir. Toutefois, il suffirait alors d'extirper dans un second temps les parties qui restent, ou bien de les modifier avec les caustiques.

En résumé, l'extirpation guérit presque toujours l'anévrysme cirsoïde, mais c'est une opération qui n'est pas toujours possible et qui est très-grave en raison de la perte de substance qu'elle détermine et de l'hémorrhagie considérable qui l'accompagne presque fatalement. Nous verrons plus loin comment on a cherché à remédier à cet accident parfois terrible, en combinant la ligature avec l'extirpation (Heine).

E. *Amputation*. — Ce n'est pas là une méthode, mais une nécessité opératoire ; c'est lorsqu'on a utilisé tous les autres moyens fournis par la thérapeutique qu'on en arrive à cette dure nécessité.

Dupuytren, Fergusson firent l'amputation de la cuisse pour des accidents gangréneux succédant à la ligature de la fémorale. Poland rappelle un cas d'amputation de la jambe (*Lancet*, 1866), Letenneur pratiqua directement l'amputation pour remédier aux hémorrhagies fournies par un ulcère siégeant sur un doigt ; c'était un peu radical ! Il en est de même de Stro-

---

(1) L'opération fut faite en 1823 (*Institutes and Practice of Surgery*, vol. II, p. 397. Philadelphia).

(2) Cité par Heine.

meyer, qui amputa l'avant-bras du malade dont Krause rapporte l'observation, parce qu'il ne voyait pas la possibilité d'appliquer d'autre remède.

Le professeur U. Trélat fut obligé d'en venir à la désarticulation radio-carpienne dans le fait longuement rapporté par Cocteau. Enfin, J. Russel aurait dû amputer les quatrième et cinquième métacarpiens, après avoir lié précédemment l'artère cubitale.

Une autre amputation du membre supérieur fut faite par Michon.

Il est curieux de remarquer que sur ces huit amputations, cinq se sont terminées par la guérison radicale, une par la mort, les deux autres résultats sont inconnus (Michon, Poland).

TROISIÈME CLASSE. — **Procédés ayant pour but de modifier la nature vasculaire de la tumeur cirsoïde en y faisant coaguler le sang.**

Nous allons tout d'abord passer en revue les quelques procédés exceptionnellement employés, pour arriver au plus important, les *injections coagulantes* dans la tumeur.

A. L'*électropuncture* fut surtout utilisée pour guérir les tumeurs érectiles; elle ne présente guère que des inconvénients dans le traitement de l'affection qui nous occupe. En effet, elle agit surtout comme caustique et comme coagulant; or, cette double action détermine une inflammation presque fatale des trajets suivis par les épingles, d'où la possibilité d'hémorrhagies graves.

Toujours est-il que cette méthode a échoué entre les mains de Chélius, de Denonvilliers, et que je n'en connais guère que deux cas de réussite.

L'un de ces faits est dû à Nélaton (1). Deux aiguilles furent implantées dans la tumeur, et mises en rapport avec un système de trente couples de Bunsen, pendant dix minutes. Un

(1) *Union méd.*, 1852, p. 290.

coagulum se forme au pôle positif ; huit jours plus tard, même opération sur un autre endroit, et même résultat. En somme, on fit six séances pour obtenir le durcissement de toute la masse, et la malade fut guérie.

Ce résultat est évidemment très-intéressant, mais il manque de renseignements au point de vue de la façon dont les piles de Bunsen étaient montées (en tension ou en surface).

Le second fait appartient à John Duncan.

B. *L'incision* de la tumeur suivie d'une compression immédiate n'a été faite qu'un très-petit nombre de fois, ce qui se comprend facilement, vu l'hémorrhagie à laquelle on s'expose. Dans la *Gazette médicale* de 1833 (1), il est dit que cette opération fut pratiquée à Berlin, sur un enfant de dix ans, porteur d'une tumeur érectile ou cirsoïde de la tempe droite. On fit une incision de trois pouces de long et d'avant en arrière ; il s'écoula beaucoup de sang nécessairement ; puis on comprima avec une éponge fine, à laquelle on substitua une autre éponge fortement maintenue par un bandage.

La même année, Bernard de Vidauban ayant à traiter une tumeur pulsatile de l'oreille, qu'il crut être un anévrysme, ouvrit le sac et fit un pansement compressif. Après des hémorrhagies la plaie finit par se cicatriser ; mais il y eut récidive, ou pour mieux dire, la maladie continuant à s'accroître, on dut faire la ligature de la carotide, ce qui amena une guérison relative (2).

Enfin, citons encore un fait rapporté par Sédillot à la Société de chirurgie (3), et qui est dû au docteur Artung ; il s'agissait d'un très-petit anévrysme cirsoïde du front, qui fut incisé crucialement. Le sang, qui jaillissait à flots, fut arrêté par de la charpie réduite en pâte avec du perchlorure de fer ; quatre à cinq semaines après, la malade était guérie, et les artères afférentes à la tumeur revenues à leur état normal.

C. *Sétons.* — Ils n'ont jamais été employés seuls ; le plus

(1) *Gaz. méd.*, 1833, p. 321.
(2) *Ibid.*, 1833, p. 608.
(3) *Bull.*, 1854, t. V, p. 109.

souvent, ou du moins dans les deux cas que nous avons pu recueillir, ils ont servi à parfaire la guérison.

C'est ainsi que G. Southam (1), après avoir fait la ligature de la carotide primitive pour un anévrysme cirsoïde de la tête, chercha à oblitérer les canaux de la tumeur flétrie, en y passant huit sétons filiformes qui y provoquèrent une inflammation. C'est évidemment là une très-heureuse idée, et il est curieux qu'elle n'ait pas été mise plus souvent à exécution.

Dans un autre cas, W. Colles (2) circonscrivit la tumeur vasculaire à l'aide de 18 aiguilles, de façon à interrompre toute communication entre la tumeur et les parties voisines ; puis il la fit suppurer à l'aide de sétons simples ou animés. Le malade finit par guérir.

D. *Applications extérieures de perchlorure de fer*. — Ces applications n'ont été utilisées qu'assez rarement dans le traitement des anévrysmes cirsoïdes ; elles paraissent beaucoup plus indiquées pour combattre les tumeurs érectiles, chez les enfants dont les téguments sont minces et faciles à traverser (Gosselin).

Dans le fait de Broca (3), il s'agissait bien de varices du cuir chevelu résultant de l'évolution d'une tumeur veineuse congénitale.

Une opération devenait imminente, lorsque le professeur Broca « voulut essayer de faire oblitérer la tumeur en appli-
» quant directement sur elle une solution de perchlorure de
» fer, méthode imaginée par M. Thierry pour le traitement des
» varices, mais qui n'avait pas encore été appliquée au traite-
» ment des tumeurs érectiles. »

On plaça un vésicatoire sur la tumeur ; l'épiderme enlevé, on appliqua sur le derme de la charpie imbibée de perchlorure de fer. Il se fit une croûte sèche, sorte d'eschare superficielle qui se détacha le cinquième jour, et laissa une plaie très-belle. Quant à la tumeur, elle commença à s'affaisser dès le

(1) *Med.-chir. Transact.*, vol. LVIII, p. 65.
(2) *Hosp. Gaz.* Dublin, 1858, n° 5, t. XV, p. 344.
(3) *Anévrysmes*, p. 231.

deuxième jour ; le cinquième jour, une partie ne battait plus, était durcie ; le huitième jour, guérison complète, qui persistait encore au mois de février 1856, c'est-à-dire sept mois après l'application du perchlorure.

Il est probable que le perchlorure de fer a agi dans ce cas comme un irritant, et que l'oblitération vasculaire a été le résultat d'une inflammation provoquée par son contact avec le derme dénudé (Broca).

E. *Injections coagulantes. Injections de perchlorure de fer.* — C'est la pratique de ces injections qui tend aujourd'hui à se substituer à toutes les méthodes que nous venons de passer en revue. Préconisées par nos maîtres, les injections de perchlorure de fer offrent, en effet, des avantages incontestables sur lesquels on a eu grandement raison d'insister ; et il suffit de parcourir les *Bulletins de la Société de chirurgie* pour voir les efforts de Giraldès, Broca, Verneuil, A. Guérin, Gosselin, etc., pour faire entrer cette méthode dans la pratique usuelle.

Comme le dit le professeur Broca, dès 1857 (1), « la méthode des injections coagulantes est faite pour les anévrysmes cirsoïdes. » C'est peut-être aller bien loin, mais il est certain que parmi toutes les méthodes que nous avons étudiées, c'est celle qui, sans grands dangers pour les malades, paraît donner les meilleurs résultats.

Sur les seize observations (2) que nous avons recueillies et qui sont dues à Velpeau (1855), Broca (1857), Richet (1860), Middeldorpf (1864), Schuh (1866), Gosselin (1867), Cocteau (1865), Demarquay (1868), Pitha (1867), Wagner (1869), Broca (1869), Panas (1869), L. Labbé (1872) ; douze fois, il y eut une guérison parfaite ou bien une amélioration des plus notables (Panas, Broca). Une fois, comme on fut obligé de suspendre le traitement, l'état resta stationnaire (Wagner) ; une fois on dut

(1) 14 octobre 1857.

(2) J'ai mis de côté les faits de Bourguet (d'Aix), d'Erichsen, de Desormeaux, cités par Laburthe. Ces injections ayant été pratiquées pour des lésions qui ne sont probablement pas des anévrysmes cirsoïdes.

pratiquer une amputation (Cocteau et U. Trélat) ; enfin, une malade vient de mourir d'infection purulente (L. Labbé), accident d'autant plus regrettable que la tumeur était en partie guérie.

Pour que l'injection de perchlorure puisse réussir, il faut : 1° produire un coagulum solide ; 2° faire en sorte que ce coagulum n'agisse pas comme un corps étranger et ne provoque pas une inflammation vive, un abcès et par cela même des accidents d'hémorrhagie ; 3° s'efforcer d'empêcher la migration du caillot chimique formé primitivement.

Le perchlorure doit être à 15 ou 20 degrés : trop faible, le caillot est mou ; trop concentré, l'irritation des tissus est telle, qu'ils suppurent.

L'injection ne doit pas dépasser 3 à 4 gouttes, et il faut éviter que le liquide soit en contact avec le tissu cellulaire. C'est dire que l'injection doit être faite dans l'intérieur d'un vaisseau plus ou moins dilaté, ce dont on peut s'assurer par la facilité qu'on éprouve à déplacer la pointe de l'aiguille introduite dans les tissus. On peut encore ponctionner le vaisseau et voir s'il s'échappe du sang par la petite canule ; c'est le procédé qu'avait suivi le professeur Broca dans l'injection qu'il fit à son premier malade, en 1857.

La circulation doit être arrêtée pendant qu'on pratique l'injection ; on comprend facilement qu'il faut éviter la migration du caillot chimique. En général, cet arrêt de la circulation, qui doit durer une dizaine de minutes, s'obtient par la compression digitale. Toutefois, il peut être nécessaire de la maintenir plus longtemps, auquel cas on peut employer le moyen préconisé par le professeur Broca : ce sont de petits anneaux de plomb, qui, l'injection faite, peuvent être maintenus en place pendant cinq et six heures. Cet emprisonnement du caillot chimique faciliterait le développement du caillot fibrineux, le seul qui puisse jouer un rôle actif dans l'oblitération et la disparition même des voies circulatoires de la production pulsatile. Voici, suivant le professeur Gosselin (1), d'après quelles règles on doit procéder à l'opération :

(1) *Arch., loc. cit.*, p. 659.

« La solution de perchlorure de fer a été préparée à 15 ou 20 degrés ; la seringue, dont on a constaté le fonctionnement régulier, est chargée de cette solution, et l'on y adapte, ou la canule qui doit remplir, en la doublant, la canule du trois-quarts, ou mieux, lorsqu'on l'a à sa disposition, la canule trois-quarts de Lüer. Les aides placent leurs doigts de façon à arrêter la circulation dans la tumeur, et sont prévenus qu'ils devront continuer la compression dix minutes au moins. Le chirurgien a soin d'ailleurs de ne pas comprimer, ni faire comprimer la tumeur elle-même, afin qu'elle reste pleine de sang. Il plonge alors le petit trois-quarts sur un des points de la périphérie de la tumeur, l'enfonce de 5 à 6 millimètres au moins, et fait exécuter au piston autant de demi-tours qu'il veut faire entrer de gouttes dans la tumeur, la précaution ayant été prise de remplir préalablement la canule avec la solution en chassant l'air. Le chirurgien, après s'être assuré que le liquide n'est pas passé au-dessus du piston et ne s'est pas échappé au niveau de la jonction de la canule avec la seringue, exerce avec un doigt quelques pressions sur la tumeur pour disséminer le perchlorure ; puis il a à choisir entre deux manœuvres : ou bien retirer tout de suite la canule, ou la laisser jusqu'à ce que les dix minutes (montre en main) d'arrêt de la circulation soient écoulées. S'il la retire tout de suite, il faut qu'il place un doigt sur la petite plaie pour empêcher l'écoulement du sang et celui d'une certaine quantité de perchlorure qui aurait été dès lors injectée en pure perte. Je préfère, pour éviter cet inconvénient, laisser la canule et la seringue en place jusqu'à l'expiration des dix minutes. Quand on les retire, la coagulation est faite et il n'y a rien de perdu. »

Les phénomènes immédiats qui suivent cette petite opération doivent être notés avec soin ; ce sont : une douleur très-vive et l'apparition d'un noyau dur plus ou moins étendu. La douleur, très-violente parfois, résulterait du contact du liquide avec la face interne du vaisseau ; elle peut persister pendant cinq à six heures, et sa durée est souvent en rapport avec la formation du caillot secondaire. Il apparaît un peu de gonflement.

En général, ces symptômes s'amendent, et une partie de la masse morbide reste définitivement oblitérée par un caillot actif, qui peut subir ultérieurement une sorte d'organisation. Mais il peut se développer des accidents consécutifs, et surtout des abcès donnant lieu soit à des hémorrhagies, soit à des ulcérations parfois très-petites et difficiles à guérir, à cause de l'apparition de bourgeons charnus exubérants qu'on est obligé de cautériser vigoureusement, même au fer rouge (Gosselin). Les injections ne doivent être répétées que tous les dix ou quinze jours ; c'est là une condition qui rend le traitement toujours assez long, mais cette remarque est importante afin d'éviter des accidents parfois terribles.

Comme nous l'avons dit, parmi les accidents qui peuvent suivre l'injection, il en est un qui n'est pas très-rare : je veux parler de l'inflammation et du développement d'abcès ordinairement circonscrits. C'est toujours là une circonstance fâcheuse, d'autant que l'issue du pus à l'extérieur peut faciliter l'apparition d'une hémorrhagie redoutable ; témoin le fait de Gosselin, dans lequel on dut recourir à l'incision et à la cautérisation au fer rouge. Il est vrai que, dans ce cas, l'intervention forcée du chirurgien paraît avoir donné d'excellents résultats, non-seulement en arrêtant le sang, mais encore en facilitant la disparition de la tumeur. Dans des cas analogues, il serait donc tout à fait indiqué d'imiter la conduite du professeur Gosselin.

Mais il est un autre accident peut-être encore plus redoutable ; je veux parler de l'infection purulente. Cette terrible complication a été observée récemment par L. Labbé (1). Sa malade en était à la onzième injection, et les choses allaient très-bien, en ce sens que la tumeur vasculaire de l'oreille était presque tout à fait guérie. Toutefois des hémorrhagies persistantes, pénibles à arrêter, l'avaient certainement affaiblie ; aussi ne faut-il pas trop s'étonner de son intoxication facile dans un milieu hospitalier. C'est dire que nous n'attribuons nullement l'issue fatale de cette observation à l'intervention chirurgicale elle-même.

(1) Cette observation inédite nous a été communiquée par L. Labbé, qui a prié son interne de vouloir bien la rédiger.

QUATRIÈME CLASSE. — **Procédés mixtes.**

Dans l'exposé des diverses méthodes opératoires qui précède, on peut remarquer que, très-fréquemment, les chirurgiens durent recourir successivement à divers procédés pour obtenir la guérison de leurs malades. Mais il faut bien l'avouer, la plupart du temps cette succession des opérations fut mal coordonnée, et parfois les opérateurs commencèrent par où ils devaient finir, ou bien substituèrent à un procédé excellent un procédé détestable et ne donnant presque que des résultats négatifs.

L'idée de coordonner les procédés opératoires, et surtout de les combiner, appartient à Malgaigne, et les auteurs du *Compendium de chirurgie* en furent assez vivement frappés pour y consacrer quelques lignes.

Il est bon de rappeler ces faits, en présence des prétentions des chirurgiens allemands, qui croient avoir inventé de toutes pièces cette excellente méthode que je qualifie du nom de *mixte*. Ce sont là des assertions erronées, et d'ailleurs parmi les dernières applications qu'ils ont faites de cette idée, on peut citer l'opération de Heine, et ce n'est certes pas pour l'imiter.

Pour que cette méthode réussisse, la succession des opérations à entreprendre doit être fatalement soumise à des règles bien déterminées; voyons, en quelques mots, celles qui peuvent guider à cet égard.

Ce qui caractérise l'anévrysme cirsoïde et plus particulièrement la tumeur cirsoïde, tumeur sur laquelle il est surtout indiqué d'agir chirurgicalement, c'est sa vascularité excessive, qui entraîne si fréquemment des accidents hémorrhagiques terribles lorsqu'on vient à intervenir.

C'est cette énorme vascularisation qui empêche de traiter ces productions morbides comme les tumeurs érectiles, c'est-à-dire d'y faire naître des phénomènes inflammatoires plus ou moins aigus, entraînant la formation de cicatrices et l'atrophie de la masse vasculaire; phénomènes si bien connus depuis Lallemant et Bérard.

Donc, diminuer l'afflux du sang pour rendre plus facile l'intervention chirurgicale directement applicable à la tumeur cirsoïde, tel est le but rationnel qu'on s'est proposé depuis Malgaigne. Et, d'ailleurs, n'est-ce pas ce qu'ont fait d'une façon, en quelque sorte inconsciente, un grand nombre de chirurgiens, et parmi eux Brodie, Warren, Baum, Chélius, Symes, etc., lorsque, après avoir vainement tenté d'arrêter la maladie par la ligature des branches afférentes, ils en sont arrivés à la cautérisation, à la ligature sur des épingles, ou enfin à l'extirpation? C'est encore ce qu'ont fait Mussey (1830) et M. Warren (1846), qui lièrent les deux carotides et en vinrent à extirper la tumeur pour finir le traitement

Toutefois dans ces diverses circonstances, c'est la nécessité qui a conduit les chirurgiens à agir de la sorte; c'est parce que l'anévrysme cirsoïde ne se guérissait pas, qu'ils étaient obligés d'en venir à un moyen absolument radical.

Ou bien encore, les symptômes alarmants de l'anévrysme étaient arrêtés dans leur marche, mais la tumeur persistait et ils cherchaient à en modifier la structure. C'était là une excellente idée, à peine mise en pratique et qui paraît due à Southam, comme nous l'avons déjà vu.

A propos d'une malade qui fut présentée à la Société de chirurgie en 1869 (1), malade dont nous avons déjà fréquemment parlé, Broca, faisant remarquer la complexité du fait soumis à son observation, en conclut que la méthode thérapeutique qu'il se propose de suivre (les injections coagulantes) doit être précédée d'une sorte d'opération préliminaire. Il se décida à pratiquer d'abord l'acupressure des artères dilatées qui arrivent à la tumeur.

C'était donc remplir l'indication générale posée plus haut, diminuer l'afflux sanguin, pour attaquer ensuite la tumeur elle-même.

Déjà, en 1868, Demarquay (2) avait suivi une conduite analogue à propos d'un anévrysme cirsoïde du doigt, chez un enfant; en effet, il lia d'abord les artères radiale et cubitale, puis fit des injections de perchlorure.

(1) Août 1869.
(2) *Gaz. des hôpit.*, 1868, p. 117, n° 30.

Il est évident que, dans ces circonstances, ce qui préoccupait le plus les chirurgiens c'était de diminuer l'afflux du sang, non pas, il est vrai, dans la crainte d'hémorrhagies, mais pour éviter le déplacement et la migration des caillots chimiques formés dans les vaisseaux. En fait, ils exagéraient la précaution qu'on prend toutes les fois qu'on fait l'injection du perchlorure, c'est-à-dire le maintien de la compression des vaisseaux afférents pendant un temps variable.

En passant en revue les nombreux procédés opératoires insti-tués pour détruire la masse cirsoïde, nous avons vu que la ligature et l'extirpation donnaient surtout d'excellents résultats. On con-çoit donc que des chirurgiens peu enthousiastes des injections de perchlorure, peut-être à cause de leur nationalité, aient pré-féré combiner l'arrêt primitif du sang avec des méthodes plus radicales.

C'est ce que fit Heine (1). Dans une même séance, il pratiqua successivement la ligature de la temporale, celle de l'artère au-riculaire postérieure, enfin celle de la carotide externe. La cir-culation paraissant arrêtée dans la tumeur, il crut pouvoir l'enlever sans hémorrhagie, mais, dit-il, « au premier coup de » bistouri, les artères lancèrent du sang avec force ; j'achevai » rapidement l'opération, et lorsque j'eus fini, le sang jaillissait » de la surface de la plaie comme d'une fontaine. Je pratiquai » l'acupressure sur neuf artères, j'en liai treize autres... L'hémor-» rhagie arrêtée, j'appliquai une éponge sur la plaie, et je fis une » compression». Le malade semblait aller très-bien, lorsque sur-vinrent des hémorrhagies par la plaie faite pour lier la carotide externe, aussi fut-on obligé de jeter un fil sur la carotide pri-mitive. Les hémorrhagies disparurent et le malade guérit.

Il y aurait beaucoup à dire sur le procédé suivi par Heine. Et d'abord comment peut-il penser diminuer, d'une façon notable, l'afflux du sang dans la tumeur cirsoïde par la ligature de quel-ques branches afférentes, voire même par celle de la carotide externe? Il avait donc oublié que son compatriote Bruns avait préconisé surtout l'arrêt du sang dans les deux carotides

(1) *Loc. cit.*, 1869, Bd. 103, S. 28.

externes ? Il ne s'était donc plus rappelé que son compatriote Wützer redoutait le danger des hémorrhagies secondaires dans cette ligature, puisqu'il donnait des règles toutes spéciales pour la pratiquer ? Enfin, il ne se rappelait donc pas le fait de Maisonneuve ? Observation bien peu encourageante pour lier la carotide externe, puisqu'on dut faire la même opération sur la carotide primitive et sur l'interne. Heine savait que l'idée de lier la carotide externe était d'origine allemande, et cela lui suffit probablement pour le déterminer à la pratiquer.

Il nous paraît évident que si l'on veut se décider à tenter une opération de ce genre, il est bien plus pratique de faire tout d'abord la ligature de la carotide primitive. Les faits le prouvent suffisamment ; presque *toutes les fois* qu'on tenta la ligature de la carotide externe, il y eut des hémorrhagies, et l'on dut faire la ligature de la carotide primitive.

Quoi qu'il en soit, la méthode subsiste tout entière. Donc étant donnée la possibilité de *détruire* la tumeur par l'excision, la ligature ou les caustiques, on peut préalablement faire la ligature du tronc principal qui va fournir des branches dans l'anévrysme, c'est-à-dire la ligature de la carotide primitive, pour toutes les tumeurs de l'extrémité céphalique.

Aux membres, le précepte doit être différent, en ce sens que la ligature ne doit pas être portée sur l'artère principale, mais sur les branches secondaires, par exemple la radiale et la cubitale.

Mais cette méthode mixte est aussi applicable aux procédés qui ont pour but de modifier la structure de la masse morbide et d'y coaguler le sang. Nous avons déjà cité les faits de Broca et de Demarquay, nous n'y reviendrons donc pas.

D'ailleurs, ne serait-elle pas utilisable avec des méthodes autres que les injections coagulantes ? Nous le croyons, et, à cet égard, l'idée de Southam pourrait peut-être recevoir des applications assez fréquentes. Si, en effet, la récidive est si commune à la suite de la simple ligature de la carotide primitive ou même des deux carotides, c'est parce que la masse morbide reste perméable ; elle est bien affaissée, mais elle n'est pas détruite, aussi se remplit-elle de nouveau avec une facilité étonnante, Or, si précisément on venait à modifier sa texture pendant cet affaissement, il est probable que l'on obtiendrait de meilleurs résultats. C'est à l'expérience de prononcer.

Que conclure de ce long examen des méthodes et des procédés thérapeutiques appliqués à la cure des anévrysmes cirsoïdes ?

1° Que toutes les méthodes qui ont simplement pour but d'arrêter le courant sanguin dans le département artériel atteint et dans la tumeur cirsoïde sont inefficaces. Ce résultat tient surtout à la persistance de l'ectasie vasculaire, qui, ne faisant que s'affaisser, reste très-longtemps perméable au sang revenant par les anastomoses. L'intégrité de la tunique interne des vaisseaux dilatés rend facilement compte de cette récidive fréquente, et de la difficulté de la formation des caillots dans la masse morbide.

2° Que les méthodes qui ont pour but la destruction de la tumeur, comme la ligature, l'excision et la cautérisation, donnent de très-bons résultats toutes les fois qu'il est possible de les appliquer sans de trop grands dangers d'hémorrhagie.

Malheureusement, leur emploi est fatalement restreint aux productions qui n'offrent pas une étendue considérable, et dont la vascularisation n'est pas excessive.

3° Que les méthodes destinées à modifier la nature de la tumeur et à y provoquer la coagulation du sang sont très-recommandables. Parmi elles, on doit signaler en première ligne l'injection de perchlorure de fer, moyen peu dangereux et souvent efficace.

4° Enfin, qu'il nous paraît tout à fait indiqué de préconiser l'emploi des méthodes mixtes. On peut combiner l'arrêt de la circulation avec la destruction de la tumeur, comme le propose Heine ; ou bien utiliser la ligature pour faciliter la pratique des injections coagulantes, comme l'ont fait Broca, Demarquay et Fauvel (du Havre).

Enfin, ne serait-il pas logique, la ligature faite, de chercher à modifier la nature de la tumeur cirsoïde par les divers procédés utilisés pour traiter les tumeurs érectiles, soit les injections caustiques, les sétons, l'acupuncture ou la galvanopuncture ?

OBSERVATIONS INÉDITES

OBSERVATION I. — Anévrysme cirsoïde de la région temporo-
pariétale (1).

La nommée D. L... entre à l'hôpital de la Pitié, salle Saint-Jean, n° 20, service de M. le docteur Labbé, le 14 mars 1872.

Cette malade, d'une santé assez forte, bien constituée, entre dans le service pour se faire traiter d'un anévrysme cirsoïde de l'oreille gauche et des parties avoisinantes, qui depuis deux ans devient inquiétant par les hémorrhagies qu'il amène.

Vers l'âge de cinq ans, notre malade avait eu en arrière du pavillon de l'oreille actuellement malade, une petite tumeur qui aurait donné lieu à des hémorrhagies assez graves pour nécessiter une ligature, probablement de la tumeur. C'est à partir de cet âge, au dire de la malade, que le pavillon de l'oreille a commencé à augmenter de volume.

Cette augmentation de volume s'est prononcée de plus en plus à chaque grossesse, avec temps d'arrêt dans l'intervalle, de telle sorte qu'à la troisième grossesse qui s'est terminée il y a deux ans, l'envahissement de l'oreille et des parties adjacentes était complet, et que les parties se trouvaient dans l'état où nous les trouvons actuellement.

État actuel. — Le pavillon de l'oreille gauche est au moins double de volume et d'étendue. Il est très-déformé et présente l'aspect extérieur d'une sorte de tissu éléphantiasique. Les saillies de l'hélix et de l'an-

(1) Obs. communiquée par M. Coyne, interne du service de M. L. Labbé.

thélix, les dépressions qui les séparent, ainsi que la cavité de la conque ne sont plus reconnaissables : elles sont marquées par des bosselures plus ou moins volumineuses et par des paquets de varicosités plus fines qu'on voit serpenter dans l'épaisseur de la peau. Le lobule seul, bien qu'augmenté de volume, ne paraît pas traversé par des dilatations artérielles.

Vu par sa face postérieure, le pavillon de l'oreille présente les mêmes modifications d'aspect, des bosselures assez volumineuses surtout. On peut y étudier facilement les modifications de volume des petites artérioles. Elles sont dilatées, sont devenues plus superficielles, plus tortueuses et forment plusieurs plans de varicosités que l'on voit s'enchevêtrer les unes dans les autres, battre et se dilater d'une façon synchrone au pouls radial.

Le pavillon de l'oreille est entouré en avant, en haut et en arrière par des bosselures d'origine plus récente, dues à une extension de la tumeur dans les parties avoisinantes.

En avant et en haut où se trouvent les bosselures les plus volumineuses, on voit des dilatations artérielles, sortes de lacunes si superficielles, qu'à travers la peau très-mince on perçoit la coloration rouge, avec un reflet bleuâtre du sang. En arrière et en bas, vers la base de l'apophyse mastoïde, se trouve un énorme paquet de varicosités dans lequel on sent, très-manifestement, avec les doigts, les inflexions et les dilatations de l'artère qui forme cette partie de la tumeur. On constate une dilatation et une expansion de la tumeur, ainsi que son soulèvement en masse à chaque pulsation de l'artère radiale.

L'auscultation fait reconnaître un double bruit de souffle : le premier, assez doux, est continu, le second apparaît sous forme de renforcement à chaque diastole artérielle et présente son maximum au niveau des bosselures de la conque. La malade perçoit elle-même ces bruits anormaux, et elle a remarqué qu'à l'époque de ses règles ils devenaient plus intenses, et aussi qu'aux mêmes époques la tendance hémorrhagique était plus marquée. La peau, au niveau des parties malades, est plus chaude, et dans plusieurs recherches on a toujours trouvé presque un degré de différence en faveur du côté malade : c'est ainsi que la moyenne a été de 30°,8 pour le côté droit, côté sain, et 37°,6 pour le côté gauche, côté malade.

Les branches artérielles qui concourent à former cette tumeur sont la branche externe de l'occipitale, l'auriculaire et la temporale, qui elle, tient sous sa dépendance toute la partie supérieure du pavillon de l'oreille et les bosselures qui sont au-dessus de l'arcade zygomatique.

Lorsque l'on comprime l'occipitale et la carotide externe, on évite les battements en masse de la tumeur. Les mouvements d'expansion et les bruits de souffle disparaissent; la tumeur pâlit, devient plus flasque, plus facilement réductible, et l'on peut alors s'assurer que le plan osseux sous-jacent est sain et qu'en aucun point de la tumeur il n'existe de concrétions sanguines.

Le traitement est commencé le 15 avril, et il est fait successivement onze injections de six gouttes chacune de perchlorure de fer. Ces injections ont été faites à des périodes de temps plus ou moins rapprochées, quelques-unes presque coup sur coup, c'est-à-dire à trois jours d'intervalle. Ce n'est qu'après ce grand nombre d'injections qu'on est arrivé à une solidification à peu près complète du pavillon de l'oreille et des parties voisines. Ce traitement, continué jusqu'au 15 mai, a été marqué à plusieurs reprises par une réaction inflammatoire locale très-prononcée, et plusieurs des points oblitérés se sont mis à suppurer. On a eu également quelques points de gangrène ; vers la fin de mai on a eu à lutter contre des hémorrhagies très-violentes dues au ramollissement puriforme de caillots situés dans des vaisseaux qui, par suite du travail inflammatoire, étaient entrés en communication avec l'air extérieur. On parvint à surmonter ces accidents redoutables, qui se sont renouvelés quatre fois, et le 20 juin on put s'assurer que toutes les varices artérielles situées autour du pavillon sont oblitérées, et que, dans le pavillon, il n'en reste que dans le fond de la cavité de la conque ; le pavillon lui-même est redevenu à peu près souple.

C'est à ce moment que la malade est prise de frissons répétés et succombe, le 29 juin, à l'infection purulente.

Autopsie. — A l'autopsie, on trouve des abcès métastatiques dans le foie. Les autres organes ne présentent rien de particulier à noter.

On pousse une injection solidifiable dans les artères de la tête et l'on étudie successivement les branches qui se rendaient dans la tumeur. Le tronc de l'occipitale est très-volumineux, sa branche externe, qui se rendait aux bosselures situées à la base de la mastoïde, est oblitérée par un caillot ancien dans la moitié de son trajet. Une branche qui réunissait ces bosselures, sortes de lacs vasculaires, à l'auriculaire est également rétractée et remplacée par un cordon fibrineux très-dur. L'artère temporale est volumineuse à son origine, mais sa branche pos-

térieure est trouvée également oblitérée par un caillot ancien. La partie
de cette artère, restée perméable, donnait naissance à une petite artériole assez dilatée et contournée en tire-bouchon qui se rendait dans
l'origine de l'hélix. L'artère auriculaire, au moins quatre fois plus volumineuse qu'à l'état normal, contournait la partie inférieure du conduit
auditif externe, elle se divisait en trois ou quatre branches volumineuses, très-flexueuses, pelotonnées les unes avec les autres, et qui par
leur agglomération formaient un paquet variqueux correspondant au fond
de la cavité de la conque. Les autres branches de l'auriculaire qui se
rendaient aux dilatations vasculaires situées au niveau de l'attache du
pavillon de l'oreille, s'y terminaient en cul-de-sac, lorsqu'elles en étaient
tout à fait proches.

OBSERVATION II. — *Tumeur cirsoïde de la fesse.* (Observation recueillie
par M. Baréty, interne du service.)

La nommée H. D..., domestique, âgée de dix-neuf ans, entre à
l'hôpital Saint-Louis, service de M. Guibout, le 17 décembre 1869.

Dans les premiers jours de janvier 1870, nous la trouvons dans l'état
suivant :

La fesse droite est le siége d'une tumeur pulsatile, occupant toute
l'épaisseur de la région, tumeur qui fut considérée dans son ensemble
comme un cas remarquable d'anévrysme cirsoïde, par MM. Broca,
A. Guérin et Panas, appelés en consultation par M. Guibout.

La fesse atteinte présente une augmentation de saillie manifeste, et
quand on vient à la malaxer, on éprouve la sensation d'un paquet de
petits intestins ou encore de gros vers.

La peau, vers la partie moyenne de cette région, au voisinage du
sillon interfessier, est le siége d'une tache couleur lie de vin, à limites
irrégulières, ramifiées pour ainsi dire, mesurant 8 à 9 centimètres dans
son plus grand diamètre vertical, et 5 centimètres environ dans son
plus grand diamètre transversal. Cette tache, légèrement mamelonnée à
sa périphérie, d'aspect chagriné vers les parties centrales, faisant une
saillie de 1 à 1 millimètre 1/2, est habituellement rénitente, mais plus
turgide quand on l'explore par le toucher, quand la malade fait des

efforts, quand on comprime le ventre sur la colonne vertébrale et à l'époque des règles. Cette tache n'est pas pulsatile sous le doigt dans son ensemble.

Il s'agit ici d'une tache nævique ayant pris, au moins en partie, les caractères d'une tumeur érectile cutanée. Elle n'est point congénitale, elle est consécutive à une chute que la malade fit en novembre 1866, c'est-à-dire environ trois ans avant son admission à l'hôpital. La malade est très-explicite à ce sujet.

De la périphérie de cette tumeur érectile cutanée partent, en guise de rayons, cinq ou six saillies linéaires, contournées en tire-bouchon, de couleur lie de vin, comme la tumeur érectile elle-même, larges de 2 à 4 millimètres, dépassant le niveau de la fesse de 2 à 3 millimètres.

Ces traînées vasculaires s'élargissent peu à peu et perdent sensiblement leurs caractères en se répandant sur la fesse. Au pourtour de la tumeur et dans une certaine étendue, elles présentent des battements isochrones avec la systole cardiaque, perceptibles au toucher seulement. On n'y découvre ni souffle ni frémissement.

Les vaisseaux du bassin, en partie du moins, ont eux-mêmes éprouvé des modifications analogues, ainsi que le démontrent le toucher vaginal et le toucher rectal. A l'aide de ces explorations, on peut sentir un paquet de vaisseaux battre sous le doigt, à l'entrée du rectum ; plus haut, à 7 ou 8 centimètres, on reconnaît une tumeur pulsatile du volume d'une châtaigne, enfin, encore plus haut, sur les limites du toucher, on arrive sur un vaisseau du volume de la radiale. Ce vaisseau et la tumeur qui le précède sont le siége de pulsations et de frémissement.

Ce frémissement est encore perçu avec les mêmes caractères sur la fesse, en un point circonscrit, de l'étendue d'une pièce de cinq francs d'argent, situé au voisinage de l'orifice anal, en un point où les circonvolutions vasculaires forment un groupe plus serré. En ce même point, l'auscultation permet d'entendre un bruit de souffle continu, avec renforcement. Quand on s'éloigne de cette région circonscrite et à son voisinage, le bruit de souffle s'atténue et cesse d'être continu ; il n'est plus qu'intermittent.

Nous ajouterons que la fesse droite dans son ensemble est le siége de mouvements d'expansion intermittents ; qu'elle est plus chaude que la fesse gauche ; que chacune des bosselures est le siége de battements isolés, et qu'enfin la malade a conscience de tous ces phénomènes et notamment du frémissement qui a lieu superficiellement du côté de la fesse.

La malade nous apprend encore que trois fois elle a vu des hémorrhagies se faire par une saillie vasculaire mamelonnée, faisant partie de la tumeur érectile. Ces hémorrhagies se sont montrées pendant trois mois consécutifs, au moment des règles, avec une abondance variable, et ont remplacé complétement ces dernières : c'est un fait de suppléance important à noter. Ces hémorrhagies supplémentaires étaient précédées, pendant deux jours environ, d'une augmentation dans le volume, la tension, la chaleur, le frémissement et les battements de l'ensemble de la tumeur vasculaire.

1er mai 1870. — La malade passe dans le service de chirurgie de M. Panas, où elle reste jusqu'en janvier 1871, c'est-à-dire environ un an, après avoir subi six fois, à des intervalles variables, une petite opération consistant à injecter dans l'intérieur des principaux vaisseaux, faisant saillie sous la peau, quatorze à quinze gouttes de perchlorure de fer. Cette injection, faite avec une seringue de Pravaz, était précédée de la constriction de la fesse à sa base, à l'aide d'une sorte de compas construit *ad hoc*, et dont les branches étaient fortement rapprochées par des bandes élastiques. Cette constriction était faite dans le but de ralentir, sinon d'abolir momentanément la circulation, dans la portion restreinte de la fesse choisie pour l'opération.

Quand la malade quitte l'hôpital, vers le 17 février 1871, la fesse est toujours volumineuse, mais les pulsations sont moins intenses ; le thrill ou frémissement a diminué depuis quelques mois, aussi bien à la surface de la fesse que du côté du rectum. La tumeur pulsatile rectale n'a plus que le volume de l'extrémité du petit doigt le plus effilé.

Dans l'épaisseur de la fesse on peut sentir des sortes de nodosités, résultats des injections de perchlorure de fer.

La tumeur érectile de la surface cutanée se flétrit à sa partie inférieure, tandis qu'elle paraît se développer vers la partie supérieure de la fesse.

Les principales bosselures superficielles se sont considérablement atténuées, quelques-unes ont disparu, par le fait même des injections.

La malade peut rester assise sur une chaise et se promener quelques instants sans grande fatigue.

Observation III. — *Tumeur érectile guérie par la ligature préalable de la radiale et de la cubitale, suivie d'injections de perchlorure de fer.* (Observation communiquée par M. Massart, interne du service de M. Fauvel, du Havre.)

Résumé. — Saint-Aubin, âgée de dix-huit ans, servante, entre à l'hôpital du Havre le 15 mars 1870.

Étant enfant, elle portait, à la partie inférieure et externe du deuxième métacarpien (?), une tache bleuâtre. Cette tumeur grossissant peu à peu, elle réclame une opération. M. Chauvel lui pratiqua l'extirpation de la tumeur le 2 janvier 1869. Au bout de trois semaines, la cicatrisation étant complète, la malade s'aperçut que toute la tumeur n'avait pas été enlevée, qu'il restait encore un point coloré en bleu au niveau de la deuxième articulation métacarpo-phalangienne. Depuis ce temps-là, la tumeur fit des progrès rapides à la face palmaire de la main.

16 mars. — La tumeur occupe la face palmaire de la main : sa limite inférieure est constituée par la racine des trois premiers doigts; sa limite interne est au milieu de la paume de la main; l'externe est formée par l'éminence thénar ; enfin, en haut, elle se termine en se perdant dans les tissus sains. Sa coloration est d'un bleu foncé, la peau glisse dessus sans lui adhérer (?). Elle fait une saillie assez considérable, dont le maximum correspond à la limite inférieure de la tumeur. Au toucher, elle est molle, et elle disparaît par l'effet d'une pression prolongée. On ne perçoit pas de battements ; on sent, en explorant attentivement, comme de petits pelotons. A l'auscultation, on n'entend aucun bruit de souffle.

L'index de cette main est visiblement atrophié : cela a frappé la malade depuis longtemps.

En présence de cette affection, M. Fauvel se décide à faire la ligature des artères radiale et cubitale, suivie d'injections de perchlorure de fer.

19 mars. — La ligature des deux artères est pratiquée. — Pas de modifications de la tumeur.

24 mars. — Injection de 10 gouttes de perchlorure de fer dans la tumeur avec la seringue de Pravaz. Douleur très-vive disparue au bout d'une heure.

22 mars. — La tumeur est devenue dure, mais elle est douloureuse au toucher, et il y a de la rougeur tout alentour.

27 mars. — Au toucher, la tumeur donne la sensation d'un petit caillou qui présenterait trois ou quatre bosselures.

6 avril. — Nouvelle injection de 12 gouttes de perchlorure, suivie de douleur très-vive et d'inflammation.

13 avril. — L'épiderme se soulève, et il en sort un liquide couleur chocolat.

20 avril. — Il s'est formé un décollement au niveau de la tumeur; on l'incise.

26 avril. — Formation d'un abcès : l'ouverture donne issue à un pus noirâtre mêlé de caillots.

29 avril. — Le pus sort toujours, et la tumeur disparaît.

8 mai. — Il ne sort plus de pus depuis hier.

14 mai. — La malade demande à sortir. A la place de la tumeur est une plaie en voie de guérison.

La malade a été revue en février 1871 : elle restait guérie.

BIBLIOGRAPHIE

—

*Observations non citées dans les tableaux de Decès (Thèse, 1857), de Heine
(1869) et de Polaillon (1870), ainsi que dans les mémoires de Gosselin et
Cocteau.*

Bernard, *Gaz. méd.*, 1833, p. 608.
Un fait tiré de la clinique de Berlin, *Gaz. méd.*, 1833, p. 321.
J. C. Warren et Mason Warren, *Am. J. of med. sc.*, 1846, p. 286.
Fraser, in Braitwaith, 1846, t. XIII, p. 271.
Eosdaile, cité par Fraser, *id.*
Wilmot, *Dublin quarterly Journ.*, 1847, feb.
Fergusson, *Med. Times and Gaz.*, Feb. 8; Aug. 16, 1851.
H. Coote, *Med. Gaz.*, March 1850, p. 412.
Demarquay, *Bull. de la Soc. de chirurg.*, 1852, t. III, p. 19.
Denonvilliers, *id.*, 1853-54, p. 333.
Sédillot, *id.*, 1854-55, t. V, p. 109.
Decès, *id.*, 1855-56, t. VI, p. 523.
Adams, *Med. Times and Gaz.*, 1857, May 23.
W. Colles, *Dublin hosp. Gaz.*, 1858, vol. V, p. 334.
Bertherand, *Gaz. des hôp.*, 1860, p. 539.
Richet, *Bull. de la Soc. de chirurg.*, 1860, 2ᵉ édit., p. 69.
Hart, cité in Pitha et Billroth, 1865.
Schottin, *id.*, 1865.
Poole, *Med. Times and Gaz.*, 1863, Aug. 8.
Canton, *Gaz. des hôp.*, 1865, p. 538.
Poland, *The Lancet*, May 1866.
Prescott Hewet, *id.*, Feb. 2, 1867.
Pitha, *Gaz. des hôp.*, 1867, p. 54.
Schuh, *Wien Med. Wochen*, nᵒ 30, 1865, 11 avril.
Fauvel (du Havre), brochure, 1867.
Miller, in Thèse de Laburthe, p. 13, 1867.
J. Duncan, *Edinb. Med. Journ.*, 1867, p. 104.
Broca, *Bull. de la Soc. de chirurg.*, 1869, p. 379.
Guéniot, *id.*, 1869, p. 382.
Panas, observ. inédite, 1869-1870.
Michon, cité par Broca, in *Tumeurs*, t. II, 1869, p. 188.
Pixetto, in *Arch. de Langenbeck*, t. X, 1869.
N. Bozemann, *Philadelphie Med. and Surg. Journ.*, 1869, t. XX, p. 163.
Krakowitzer, in Holmes, 2ᵉ éd., t. III, 1870.
Hulke, *Med. Times and Gaz.*, 1871, July, 8.
L. Labbé, observ. inédite, 1872.
Fauvel (du Havre), observ. inédite, 1872.

TABLE DES MATIÈRES

www.ingramcontent.com/pod-product-compliance
Ingram Content Group UK Ltd.
Pitfield, Milton Keynes, MK11 3LW, UK
UKHW020835120726
13693UKWH00002B/670